Le droit d'accès aux soins des personnes sourdes en France

Éthique et pratique médicale
fondée par Richard Moreau

Collection dirigée par Roger Teyssou

La collection « Éthique et pratique médicale » est une tribune qui permet à tous les acteurs du monde de la santé, professionnels, enseignants, administrateurs, économistes et patients d'exposer leurs opinions, de décrire leur expérience et de proposer des solutions aux problèmes posés par une profession en pleine mutation, et ce en toute indépendance et en conformité avec la déontologie et les bonnes pratiques médicales.

Dernières parutions

Alain GOLDCHER, *Bien vivre avec un « oignon ». Questions/réponses illustrées sur l'hallux valgus, le trouble statique le plus fréquent*, 2021.

Jeannot BAANITSE, *Soins palliatifs en RD Congo et en Afrique. Appel à la promotion et l'intégration,* 2021.

François MATH, *La recherche médicale française. Hier on la trouvait, aujourd'hui on la cherche,* 2021.

Jacques MORNAT, *Choix et médecine*, 2021.

Philippe VIARD, *On n'est jamais assez vieux pour faire un mort, Repenser les soins pour les personnes dans les services de longue durée*, 2021.

Justine DIEHL, *Vaccins, Entre méfiance et adhésion*, 2021.

Jean-Yves DE LA CAFFINIERE, *50 ans de pratique chirurgicale. Pensées parallèles,* 2021.

David LERICHE, *Equilibre et motricité chez les personnes âgées, la liaison œil-pied*, 2020.

Julie Lenoble-Martin

Le droit d'accès aux soins des personnes sourdes en France

Préface du professeur Michel Borgetto

L'Harmattan

5-7, rue de l'École-Polytechnique, 75005 Paris

www.editions-harmattan.fr

ISBN : 978-2-343-23713-8
EAN : 9782343237138

Remerciements

Je tiens tout d'abord à remercier mon Directeur de mémoire, le Professeur Michel Borgetto, de m'avoir acceptée dans la promotion de son master, et validé mon sujet de mémoire. Il m'a ainsi permis de travailler sur ce sujet du « droit d'accès aux soins des personnes sourdes », qui me tient particulièrement et personnellement à cœur.

Je tiens également à exprimer ma reconnaissance aux autres professeurs du Master 2 de Droit sanitaire et social pour leur bienveillante attention et leurs précieux enseignements qui m'ont guidée dans ce travail de recherche, notamment Monsieur Pierre-Henri Bréchat, Madame Anne-Claude Gritton, Madame Danièle Cristol et Monsieur Arnaud Vinsonneau.

Je remercie aussi tout particulièrement mon amie Chloé de Perry-Sibally pour ses prodigieux conseils dans ce mémoire, mes parents Marc et Marie-Thérèse, mes sœurs Claude et Louise.

Merci à Florent, mon époux, pour son amour et son soutien infaillibles.

Enfin, je souhaite exprimer ma profonde gratitude à Madame Poggi et Anna Bellot pour leur attention, leur vigilance à mon handicap et leur temps donné, sans lesquels je n'aurais probablement pas pu poursuivre mes études de droit.

Préface du Professeur Michel Borgetto, Enseignant à l'université Paris II, Panthéon-Assas, Directeur de la Revue de droit sanitaire et social

La revendication d'un accès aux soins égal et universel apparaît probablement - au même titre que celle concernant d'autres biens et services fondamentaux tels que, par exemple, le logement - comme l'une des toutes premières exigences de la démocratie sociale. Non pas seulement parce que cet accès constitue un préalable nécessaire au maintien d'une égalité maximale de tous face à la vie et à la mort ; mais aussi et surtout parce qu'il constitue, sur le plan juridique, la conséquence logique et nécessaire d'un droit reconnu à chacun : droit qu'énoncent aussi bien l'alinéa 11 du Préambule de 1946, lequel dispose notamment que la Nation « garantit à tous [...] la protection de la santé », que l'article 1er de la loi du 29 juillet 1998 relative à la lutte contre les exclusions, lequel se propose, entre autres objectifs, de « garantir sur l'ensemble du territoire l'accès effectif de tous aux droits fondamentaux dans les domaines [...] de la protection de la santé »...

C'est à l'évidence pour tenter de satisfaire cette revendication que le législateur n'a cessé, de la Libération à nos jours, de perfectionner les dispositifs favorisant un accès aux soins effectif et égal pour tous.

Ce qu'il a entrepris de faire d'abord en procédant à ce que l'on a appelé la « généralisation » de la sécurité sociale : la protection contre un certain nombre de risques parmi lesquels, notamment, le risque maladie se voyant peu à peu étendue - quel que soit le statut, professionnel ou non, des intéressés - à l'ensemble de la population.

Ensuite, en mettant en place, en 1999, un dispositif réellement novateur voire révolutionnaire, en l'occurrence la Couverture maladie universelle. Novateur voire révolutionnaire pour deux raisons au moins : d'une part, parce qu'il prévoyait d'affilier l'ensemble de la population à un régime de base d'assurance-maladie sur simple critère de résidence stable et régulière, dès lors qu'une personne n'avait droit à aucun autre titre aux prestations en nature d'un régime d'assurance maladie et maternité ; d'autre part, parce qu'il ne se contentait pas d'étendre à la quasi-totalité de la population (d'aucuns étant renvoyés à l'aide médicale d'État...) le bénéfice d'une protection de base ; prenant acte de l'impossibilité dans laquelle se trouvait une fraction importante de la population d'accéder effectivement aux soins faute de disposer de ressources suffisantes pour faire l'avance des frais et supporter financièrement le poids du ticket modérateur et du forfait hospitalier, il prévoyait aussi d'accorder à certaines personnes - sous réserve qu'elles remplissent diverses conditions, notamment de ressources - le bénéfice d'une protection complémentaire destinée à couvrir les frais non pris en charge par ledit régime (CMU-C).

Enfin, en instaurant, respectivement en 2015 et 2018, la Protection maladie universelle (PUMa) et la Complémentaire santé solidaire (C2S) : la PUMa ayant surtout visé, ainsi que l'affirma l'exposé des motifs du texte de loi, « à universaliser la prise en charge des frais de santé, afin de simplifier les démarches pour les assurés comme pour les organismes gestionnaires et de garantir ainsi la continuité des droits » ; et la C2S ayant surtout cherché, quant à elle, à lutter contre le phénomène de non recours, lequel est, pour différentes raisons (complexité des démarches administratives, perte d'estime de soi, méconnaissance ou ignorance des dispositifs, manque d'autonomie ou de capacité à utiliser l'information disponible...), particulièrement intense en matière de santé.

Autant de dispositifs qui se sont surtout efforcés, on le voit, les uns, de réduire voire de boucher les trous du filet global de protection de manière à ce qu'il couvre, dans le domaine de la santé, l'ensemble de la population et les autres, de permettre aux personnes disposant de faibles ressources de bénéficier d'un accès effectif aux soins.

Bien entendu, cela ne signifie pas que grâce à ces dispositifs, l'accès aux soins soit devenu une réalité concrète pour tous les membres de la société ; en pratique, cet accès demeure problématique pour beaucoup de personnes : que ce soit parce qu'elles disposent de ressources à la fois trop importantes pour bénéficier de la C2S et trop faibles pour pouvoir supporter les montants restant à leur charge ou que ce soit parce qu'elles résident dans des zones (territoires ruraux mais aussi urbains) assimilables à de véritables « déserts médicaux » ou ne proposant qu'une offre de soins limitée (insuffisance du nombre de spécialistes, du nombre de professionnels exerçant en secteur 1, etc.)…

Mais si la question de l'effectivité de l'accès aux soins se pose à l'évidence de manière globale et ne saurait donc se limiter à telle ou telle catégorie de personnes, il reste que c'est à l'égard de certaines d'entre elles qu'elle est susceptible de revêtir une acuité toute particulière ; on ne songe pas seulement, ici, aux personnes en situation de précarité ou de vulnérabilité financière ; on songe également à quantité d'autres personnes, qu'il s'agisse de jeunes plus ou moins désocialisés, de personnes en situations de perte d'autonomie, d'isolement social, de plus ou moins grande exclusion, ou encore de personnes en situation de handicap, c'est-à-dire, pour reprendre la définition énoncée à l'article L. 114 du Code de l'action sociale et des familles, de personnes connaissant une « limitation d'activité ou restriction de participation à la vie en société (…) en raison d'une altération substantielle, durable ou définitive d'une ou plusieurs fonctions physiques, sensorielles, mentales, cognitives ou psychiques, d'un polyhandicap ou d'un trouble de santé invalidant » : personnes parmi lesquelles prennent place, tout naturellement, celles qui sont atteintes de surdité.

Issu d'un mémoire soutenu au cours de l'année 2019-2020 dans le cadre du Master 2 « Droit sanitaire et social » de l'Université Paris II (Panthéon-Assas), le présent ouvrage se révèle, en l'occurrence, triplement bienvenu.

D'abord, parce qu'il vient fort opportunément combler une lacune de la recherche juridique : aucune étude d'ensemble n'ayant en effet porté, jusqu'à présent, sur la question du droit d'accès aux soins des personnes sourdes en France. Pourtant, même s'il n'existe pas, au niveau national, de chiffres officiels concernant cette population, celle-ci est loin d'être négligeable : on évalue aujourd'hui à un peu plus de 5 millions le nombre de personnes rencontrant des problèmes d'audition, parmi lesquelles figureraient environ 372 000 personnes considérées comme « sourdes sévères » et 112 000 considérées comme « sourdes profondes ». Or, nul doute que Madame Julie Lenoble était particulièrement bien placée pour entreprendre une telle recherche : étant elle-même sourde, elle connaît parfaitement non seulement les textes et les dispositifs mis en place en faveur des personnes sourdes mais aussi et surtout les difficultés multiples et variées pouvant survenir dans leur mise en œuvre.

Ensuite, parce que, eu égard précisément, à la fois à son importance quantitative et à la spécificité des obstacles qu'elle est amenée à rencontrer, cette population s'est vu proposer - en sus des mesures générales destinées à l'ensemble des personnes en situation de handicap - un certain nombre de dispositions prenant tout spécialement en compte la particularité de ses problèmes et donc de ses besoins : ce dont témoignent, par exemple, la mise en place d'unités d'accueil et de soins en langue des signes, ou encore la création de centres relais téléphoniques destinés notamment, grâce à l'intervention d'une tierce personne en ligne, à faciliter la prise de rendez-vous…

Enfin, parce que l'auteure ne se borne pas à retracer le cadre juridique à la fois général et spécifique dans lequel s'inscrit le droit d'accès aux soins des personnes sourdes ; elle entreprend également de vérifier si et comment les grands principes (égalité et dignité, notamment) structurant ce cadre juridique se trouvent, dans la pratique, reçus et appliqués par les différents acteurs concernés (professionnels, administrations, usagers…). Ce qui la conduit d'une part, à dresser le constat d'une rupture d'égalité persistante entre personnes sourdes et entendantes : que ce soit dans les périodes ordinaires, ainsi que le montre le traitement réservé aux unes et aux autres aussi bien lors de leur grossesse et de leur accouchement que lors du suivi de celui-ci ; ou que ce soit dans les périodes exceptionnelles comme celle que traverse actuellement la France en raison de l'épidémie de coronavirus (fermeture pour raison sanitaire des unités d'accueil et de soins pour personnes sourdes, communication devenue impossible en raison du port du masque, etc.). Et, d'autre part, à proposer un certain nombre de solutions visant à remédier aux insuffisances, carences et limites constatées : instauration d'un système de visio-interprétation dans tous les lieux médicalisés, élargissement des modalités d'attribution de la prestation de compensation du handicap afin de mieux couvrir les besoins des intéressés, renforcement de la place de la langue des signes dans le droit positif...

Autant dire que l'ouvrage de Madame Julie Lenoble vient assurément à son heure : tant par les enseignements qu'il aboutit à dégager que par les propositions qu'il n'hésite pas à formuler, il permet de mieux saisir à la fois l'importance des problèmes auxquels sont confrontées les personnes sourdes en matière d'accès aux soins et la diversité des pistes susceptibles d'être empruntées pour tenter de les résoudre. A ce titre, nul doute qu'il va très vite devenir un guide extrêmement utile et précieux pour tous ceux qui s'intéressent, de près ou de loin, aux politiques menées en direction des personnes en situation de handicap en général, et des personnes atteintes de surdité en particulier.

Michel Borgetto

Professeur à l'Université Paris 2 (Panthéon-Assas)

Directeur de la Revue de droit sanitaire et social

Introduction

« *Non, je ne retirerai pas mon masque !* ». Dans l'actuel contexte de crise de coronavirus, voici cette réponse souvent formulée aux personnes sourdes qui demandent à leurs interlocuteurs de retirer leur masque afin de pouvoir communiquer. Aussi, à cette heure où tous les médecins, et citoyens, portent le masque, ce port ne freine-t-il pas considérablement les personnes sourdes dans leur accès aux soins puisque ne pouvant plus communiquer avec eux ?

Nous allons étudier, dans le cadre de ce mémoire de recherche, la question du droit d'accès aux soins des personnes sourdes en France.

Pour comprendre le présent travail de recherche, il importe de bien saisir ce que recouvre le terme de « sourd ». Il est mal aisé d'en livrer une définition compte tenu de l'hétérogénéité et de la diversité des critères retenus. Dans les dictionnaires français, le sens généralement donné au terme de « sourd » est le suivant : « *se dit d'une personne atteinte de surdité*[1] » c'est-à-dire qui est privée du sens de l'ouïe. Cette définition est extrêmement succincte.
Il existe en réalité différents types de surdités et, par conséquent, différents types de « sourds ». On parle souvent de malentendants, sourds-muets, sourds, devenus sourds, de déficients auditifs. Pourquoi autant de termes pour désigner des personnes qui sont, d'un point de vue médical, assurément sourdes ?
Pour simplifier ce travail de définition, le sociologue Bernard Mottez, s'appuyant sur les travaux de l'Université Gallaudet[2] (à

---

[1] *Le petit Larousse*, édition 2008, sous le terme « sourd », et *Le petit Robert*, édition 2001, sous le même terme, page 2379.
[2] Cette université a été fondée en 1864, à Washington. Elle est destinée aux sourds et malentendants et est la seule université de sciences humaines pour sourds au monde.

Washington) propose de distinguer typologiquement les « sourds » des « Sourds »[3] :

- Les « Sourds » sont ceux qui se désignent « *membres d'une communauté linguistique et culturelle spécifique en référence à une réalité sociologique et anthropologique*[4] » ;
- Les « sourds » désignent limitativement ceux qui n'entendent pas. Cela renvoie à leur déficience auditive et se considèrent, à la différence des premiers, comme étant handicapés.

L'association des Sourds du Canada insiste sur le fait qu'il faille bien distinguer la notion de « surdité » de celle de sourd. « *Dans la culture Sourde, il n'est jamais question de la surdité d'une personne. Le statut d'une personne au sein de la culture ne dépend pas de son degré de perte auditive, mais de son attitude envers les éléments de la culture Sourde, de son implication dans la communauté Sourde locale et de sa maîtrise de la langue des signes. Cela conduit sérieusement la culture Sourde à entrer en conflit avec la façon dont la société entendante perçoit la surdité.* » Car, en effet, *« la société entendante a tendance à considérer la surdité comme une déficience médicale devant être « corrigée » afin de ramener la personne à sa « vraie place » dans la société entendante*[5] *»*.

Au regard du droit français, les personnes sourdes sont considérées comme handicapées. Selon l'article 2 de la loi du 11 février 2005[6], « *Constitue un handicap, au sens de la présente loi, toute limitation d'activité ou restriction de participation à la vie en société subie dans son environnement par une personne en raison d'une altération substantielle, durable ou définitive d'une ou plusieurs fonctions physiques, sensorielles, mentales, cognitives ou psychiques, d'un polyhandicap ou trouble de santé*

---

[3] MOTTEZ B., *Expérience et usage du corps chez les sourds et ceux qui les fréquentent,* Grenoble, éd. La pensée sauvage, pp.107-116.

[4] BEDOIN D., *Sociologie du monde des sourds*, Paris, La découverte, 2018, p.18.

[5] Site Internet Canadian Association of the Deaf, *Dossier sur la surdité / la santé*, juillet 2015, http://cad.ca/fr/dossiers-sur-la-surdite/la-sante/

[6] Loi n°2005-102 du 11 février 2005 relative à l'égalité des droits et des chances, la participation et la citoyenneté des personnes handicapées

invalidant ». La surdité, lorsqu'elle est substantielle au sens de la loi que nous venons de livrer, est donc reconnue comme un handicap au titre des troubles des « *fonctions [...] sensorielles »*. Cela nous permet donc d'éliminer les personnes qui sont atteintes d'une surdité légère[7], telles les personnes âgées, lesquelles ne sont pas reconnues comme étant en situation de handicap.

Pour entrer en relation avec un sourd, plusieurs moyens de communication sont possibles. Le plus courant est l'oral. La personne sourde va utiliser ce que l'on appelle la lecture labiale, c'est-à-dire qu'elle va reconnaitre les mots prononcés par son interlocuteur en identifiant les mouvements de sa bouche, de sa langue et de ses joues. Ce moyen de communication est souvent surestimé car, en réalité, le taux de compréhension du message déchiffré par le sourd, via la lecture labiale, est d'environ 30%[8]. Cela génère une intense fatigue car un effort de suppléance mentale[9] est demandé. Le sourd va constamment essayer de replacer et deviner les mots en fonction du contexte.

Un autre moyen de communication est la langue des signes française (LSF). Comme toute langue, la langue des signes possède sa grammaire, sa syntaxe et sa sémantique. Elle détient donc les mêmes propriétés linguistiques qu'une langue parlée. Elle permet au sourd de comprendre, notamment, ce que dit son interlocuteur mais aussi de se faire comprendre lui-même.

Enfin, il y a ce que l'on appelle le langage parlé complété (LPC)[10]. Il s'agit d'un codage manuel des sons de la langue française combinant les formes et emplacements de la main près du visage. Le LPC permet d'éviter la confusion de nombreux sosies labiaux. Par exemple, les termes « pain », « main » et

---

[7] Voir annexe 1.

[8] GILLOT D. *Le droit des sourds, 115 Propositions*, 1998, page 28.

[9] DELALANDE V., dans un documentaire sur Arte, L'éloquence des sourds, 2017 : « *Lire sur les lèvres, ce n'est pas comme lire un livre où les mots sont écrits de la même façon, avec la même taille de lettres. Chaque personne a sa propre prononciation, un débit de parole différent. Et je ne parle même pas de ceux qui ont une moustache, une barbe, ni de ceux qui mettent la main devant la bouche en parlant [...] Je n'arrive pas à comprendre les conversations en groupe à table. C'est comme si on me demandait de lire plusieurs ouvrages en même temps, de passer de l'un à l'autre en sautant des passages [...]* ».

[10] Voir annexe n°1 pour une illustration de la Langue française parlée complétée (LfPC).

« bain » se lisent exactement de la même manière sur les lèvres. Avec le LPC, le sourd peut différencier ces termes car les formes de la main et emplacements au niveau du visage seront différents. Le sourd peut également recourir à des aides techniques pour l'aider dans ses conversations avec les autres. Il peut, quand la surdité n'est pas trop avancée, porter des prothèses auditives, lesquelles permettent une amplification des sons. Lorsque la surdité est profonde, le sourd peut avoir recours, s'il le souhaite, à un implant cochléaire. L'implant permet la stimulation électrique du nerf auditif. Le recours à un tel dispositif n'est pas anodin car il exige un acte de chirurgie qui détruit totalement la cochlée[11]. Les conséquences sérieuses d'une telle intervention chirurgicale expliquent pourquoi certains sourds refusent l'implantation. Nombreux sont les médecins ORL[12], spécialisés dans la surdité, à vouloir rendre « entendants » les sourds. C'est alors qu'est souvent proposée l'implantation cochléaire, sans être à l'écoute de ce que souhaite véritablement le sourd.
S'il est vrai que l'implantation peut permettre à un sourd « d'entendre », elle peut présenter le risque qu'il s'éloigne de la communauté sourde. En effet, en « entendant », le sourd est moins enclin à apprendre la langue des signes qui est pourtant sa langue, celle qui lui permet de partager avec les siens. Il faut bien souligner que l'implantation cochléaire ne rend pas entendant un sourd.

La surdité, en tant que handicap, peut limiter certaines activités ou restreindre la participation à la vie en société. Elle peut être un frein, par exemple à l'accès aux soins.
Classiquement, les soins désignent tous les « *actes thérapeutiques qui visent à la santé de quelqu'un, de son corps*[13] ». Plus précisément, et d'un point de vue juridique, les soins, tels que définis à l'article L. 1411-11 du code de la santé

---

[11] Partie interne de l'oreille, enroulée en spirale, contenant les terminaisons du nerf auditif. Voir annexe n°3

[12] Les médecins Oto-Rhino-Laryngologistes (ORL) ont pour fonction de dépister la surdité et d'en surveiller l'évolution au moyen de la passation d'audiogrammes et autres méthodes complémentaires.

[13] Le Larousse, sous le terme « soins », 2020

publique renvoient à des réalités plus diverses. Ils recouvrent la prévention, le dépistage, le diagnostic, le traitement et le suivi des patients. Ils comprennent également la dispensation et l'administration des médicaments, produits et dispositifs médicaux ainsi que le conseil pharmaceutique. Les soins recouvrent aussi l'orientation dans le système de soins et le secteur médico-social et incluent ainsi l'éducation pour la santé. Aussi, parler de l'accès aux soins des personnes sourdes ne se limite pas seulement, par exemple, à un soin hospitalier : cela recouvre, comme nous l'avons vu, diverses réalités.

L'accessibilité est un maître-mot de la loi du 11 février 2005, laquelle réforme la loi du 30 juin 1975 d'orientation en faveur des personnes handicapées. L'accessibilité se dit de « *quelque chose qui peut être atteint, abordé* »[14]. Sur le site internet officiel du Secrétariat d'État chargé des personnes handicapées[15], on peut lire une définition plus large et englobante de l'accessibilité. Celle-ci se traduit par « *l'accès à tout bâtiment ou aménagement permettant, dans des conditions normales de fonctionnement, à des personnes handicapées, avec la plus grande autonomie possible, de circuler, d'accéder aux locaux et équipements, de se repérer, de communiquer et de bénéficier des prestations en vue desquelles cet établissement ou cette installation a été conçu. Les conditions d'accès des personnes handicapées doivent être les mêmes que celles des personnes valides, ou, à défaut, présenter une qualité d'usage équivalente* ».

A l'instar du Professeur Tournesol dans les bandes dessinées de Tintin, le sourd est perçu comme distrait et étourdi. Il apparaît opportun d'étudier, au moins brièvement, l'histoire des sourds afin d'en avoir une approche socio-historique et de comprendre pourquoi le sourd est classiquement perçu comme tel et surtout de saisir comment son droit d'accès aux soins a évolué.

Dans l'Antiquité, la question du handicap était déjà abordée. Les personnes nées difformes n'avaient pas de droits qui leur étaient reconnus. Les sourds n'avaient donc pas de droits propres et

---

[14] *Ibidem*, sous le terme « accessible »

[15] Site interne du Secrétariat des personnes handicapées, *L'accessibilité universelle,* article du 23 juin 2017, https://handicap.gouv.fr/vivre-avec-un-handicap/acceder-se-deplacer/article/accessibilite-universelle

étaient exclus de la cité. Selon Aristote, « *seul l'homme a le logos* ». Pour ce philosophe grec, la parole constitue le propre de l'homme. Elle est également la condition *sine qua non* de l'existence de la pensée chez l'être humain. Donc nous pouvons élaborer le syllogisme suivant : si seul l'homme a le logos, mais que les sourds n'ont pas ce logos, alors ces derniers ne sont pas des hommes.

Dans la Rome Antique, les sourds n'étaient pas considérés comme des « citoyens ». Ainsi, leurs droits civils étaient restreints. Ils ne pouvaient disposer de leurs biens et encore moins de leur personne. Cependant, seuls les romains ont doté les sourds d'un statut juridique. En effet, dans la loi dixième du code Justinien, au VIème siècle, sont distingués les sourds qui peuvent parler, de ceux qui ne le peuvent pas. Les premiers sont titulaires de certains droits, mais pas les seconds.

Au moyen-âge, les sourds ont acquis une certaine reconnaissance. Leur bonne intégration dans la cité fût liée à deux raisons : dans la société médiévale, le travail manuel primait (champ/artisanat) et le recours à la parole était alors limité. De plus, la gestualité pratiquée par les nombreux moines était bien perçue. Les congrégations chrétiennes de cette époque observaient le silence et s'exprimaient à travers des signes et des mimes. Aussi, l'animalité qui était autrefois reconnue aux sourds s'est atténuée et ils ont été considérés comme des êtres humains à part entière.

En 1760, l'abbé de l'Épée, figure emblématique de l'histoire des sourds, est connu et apprécié des sourds contemporains pour sa méthode gestuelle, par opposition à la méthode oraliste-qui vise à « démutiser ». Il a fondé l'Institut National des Jeunes Sourds (INJS), à Paris, toujours ouvert aujourd'hui pour leur scolarisation. En 1784, il a publié un ouvrage intitulé *La véritable manière d'instruire les sourds et muets.* Il est convaincu que les sourds, par des gestes, peuvent exprimer leurs pensées, contrairement au postulat aristotélicien. L'utilisation des signes permet selon l'abbé, de fournir « *un moyen de saisir par leurs yeux, ce que ne peuvent entendre leurs oreilles*[16] ».

[16] Abbé de l'Épée C-M., *La véritable manière d'instruire les sourds et muets,* Paris, Nyon 1984

Son opposant emblématique est Samuel Heinicke de Leipzig. Ce dernier prône la méthode orale consistant à « rééduquer » les sourds en les obligeant à oraliser en vue de leur « normalisation ».
Ce dernier a vu sa méthode enracinée lors du congrès international pour *l'amélioration*[17] du sort des sourds-muets à Milan du 6 au 9 septembre 1880. Ce congrès marque une période sombre dans l'histoire des sourds. A l'issue de ce congrès, au plus grand désarroi des sourds pratiquant la langue des signes, il a été déclaré que « *la méthode orale doit être préférée à celle de la mimique pour l'éducation et l'instruction des sourds-muets* ». L'emploi du terme « *mimique* » traduit le dédain des participants du congrès pour la langue des signes. Il faut également relever que sur les 255 participants au congrès, seules trois personnes sourdes étaient présentes.
Le choix de la méthode orale a été justifié par plusieurs arguments. Le premier a consisté à affirmer qu'incontestablement, la parole était supérieure aux signes. Un deuxième argument, d'ordre médical, a été avancé : l'absence de parole entraînerait des maladies pulmonaires et pourrait entraîner la mort. Cette imposition de l'oralisme et l'interdiction de fait de la langue des signes a été qualifiée de « *génocide linguistique* » par le sociologue Bernard Mottez. A la suite de ce congrès, beaucoup de professeurs sourds, pratiquant la langue des signes, ont été considérés comme inutiles. Les écoliers sourds se faisaient attacher les mains, de force, dans leur dos pour leur interdire de signer. Malgré tout, les sourds ont pu continuer à signer en cachette (dans les dortoirs ou aux toilettes), si bien que la langue des signes a pu être transmise de génération en génération, de manière clandestine. Les sourds ont été réduits au silence pendant près de cent ans.
Les pages les plus noires de l'histoire des sourds sont ensuite survenues au moment de l'émergence, en Allemagne, de l'idéologie eugéniste au XIXème siècle. Après la Première Guerre mondiale, un médecin, Boeters, exigeait que les sourds n'aient pas d'enfants afin de ne pas prendre le risque de

---

[17] Ce terme a été mis en italique pour mettre en évidence le fait que cette « amélioration » n'en n'a pas été une, en réalité.

transmettre la surdité. Cette exigence a été battue en brèche par un autre médecin, Schuman, qui dénonçait l'inadéquation de l'idée de Boeters : les sourds ne transmettent pas forcément le gène de la surdité. À ce jour, on peut d'ailleurs affirmer que 95% des enfants sourds ont des parents entendants et 90% des couples sourds donnent naissance à des enfants entendants[18].

Un exposé d'Abend, intitulé « *Que dit l'hygiène de la race aux enseignants des sourds ?* » datant de 1925, affirme que les sourds sont un poids pour la nation et qu'il faut les stériliser. Aussi, une loi[19] visant à opérer les sourds est adoptée quelques mois après l'arrivée d'A. Hitler au pouvoir. Ainsi, entre 15 000 et 16 000 sourds furent stérilisés, les plus jeunes ayant l'âge de neuf ans. Certaines femmes furent forcées d'avorter, et pour 32 d'entre elles, au-delà du cinquième mois de grossesse. En 1943, certains directeurs d'école ont participé à la sélection des sourds dits « inéducables », c'est-à-dire comme ne valant pas la peine de vivre, afin de les éliminer. Aussi, 1 300 sourds furent gazés et 2 000 sourds exterminés. Sur 531 sourds juifs répertoriés, seuls 27 survécurent à l'holocauste.

Dans les années 1970, on assiste à un mouvement dit le « Réveil Sourd ». Il s'agit d'un mouvement socio-culturel pour la réhabilitation de la langue des signes et l'affirmation de l'identité sourde. La langue des signes, jusque-là interdite, était méprisée et marginalisée. La création de l'*International Visual Theatre* (IVT), près du Château de Vincennes, participe de la réhabilitation de cette langue. L'IVT est un laboratoire de recherche linguistique sur la langue des signes et est un théâtre entièrement bilingue en langue des signes/français oral, accessible à la fois aux sourds mais aussi aux entendants.

À la suite de cela, dans une circulaire n° DGS 78/PME 2 du 24 janvier 1977, la ministre de la santé, Simone Veil, lève l'interdiction de la langue des signes du Congrès de Milan mais

---

[18] DAGRON J. *Les silencieux,* éd. Presse Pluriel, 2008, pages 42 et suivantes.

[19] *Gesetz zur Verhuntung erbranken Nachwuchses* – Loi pour la prévention d'une descendance héréditairement malade et pour la stérilisation forcée du 14 juillet 1933.

sans aller jusqu'à sa reconnaissance. De plus, l'article 33 de la loi n°91-73 du 18 janvier 1991, dit « amendement Fabius », reconnaît que la « *liberté de choix entre une communication bilingue* [langue des signes et français oral] *et une communication orale est de droit* ».
Par la suite, de grandes figures de sourds émergeront. C'est le cas notamment d'Emmanuelle Laborit qui se fait connaître en 1993 en recevant le Molière de la révélation théâtrale pour son rôle dans les *Enfants du Silence.*
Aux États-Unis, le réveil sourd est tout aussi marquant. Il se manifeste par une grève des étudiants sourds de l'université de Gallaudet. Ces derniers étaient outrés par la désignation d'une présidente encore une fois entendante. Un mouvement est alors apparu : *Deaf president now.* À la suite de cela, Elisabeth Zinser, directrice entendante qui avait été nommée, démissionna et fut remplacée par I. King Jordan, un homme sourd[20].

Aujourd'hui, la surdité est un handicap qui fascine avant tout pour sa langue gestuelle. Ce handicap invisible, longtemps méconnu, tend à être mis sur le devant de la scène. Un certain nombre de films relatif aux sourds ont connu un franc succès.
C'est le cas de *J'avancerai vers toi avec les yeux d'un sourd* (2016) de Laetitia Carton racontant l'histoire de Vincent, son ami sourd. Ce film permet de découvrir la diversité et la complexité du monde des sourds.
C'est également le cas de *La famille Bélier* (2015), réalisé par Eric Lartigau, mettant en scène une jeune adolescente entendante qui vit avec ses parents et son frère, sourds.
Aussi, un documentaire diffusé sur ARTE en mars 2017, « *L'éloquence des sourds* », dans lequel témoigne Virginie Delalande, première avocate sourde de France, a touché de nombreux spectateurs. Cette dernière, qui a également participé à l'émission télévisée « Le grand Oral » sur France 2, a beaucoup surpris pour son éloquence, bien qu'elle soit sourde profonde.

---

[20] CANTIN Y. et A. *Dictionnaire biographique des grands sourds en France*, 2017, Archives et culture, pages 75 et 76.

Également, Sophie Vouzelaud, une jeune femme sourde de naissance de 33 ans, a touché l'opinion publique au moment de son élection en tant que première Dauphine de Miss France.

Comme nous le verrons ultérieurement, d'un point de vue historique, dans le contexte sanitaire, l'intérêt et l'attention portés aux personnes sourdes n'étaient pas saisissants, notamment lors de l'épidémie de SIDA. À cette occasion, leur information concernant le virus avait été particulièrement négligée dans les années 1980. Cependant, elle a été particulièrement soignée lors de l'épidémie de coronavirus en 2020. On peut souligner la présence d'interprètes en langue des signes lors des allocutions présidentielles et ministérielles. La majorité des discours étaient retranscrits à l'écrit pour ceux des sourds qui ne pratiquent pas la langue des signes.

Nous assistons donc à un intérêt grandissant pour les personnes sourdes, mais celui-ci est-il suivi de l'accompagnement indispensable dont ont besoin ces personnes au quotidien et notamment lorsqu'il s'agit de leur santé, de leur accès aux soins ? Quelle suite est-elle donnée à cette attention dont les sourds sont l'objet ? Qu'en est-il réellement ?

En France, il n'existe pas de chiffres officiels sur la population sourde. Les données statistiques sont lacunaires et le docteur Dagron[21] révèle que « *parfois, même les plus hautes autorités de l'État mélangent le nombre de personnes présentant une déficience auditive et celui des locuteurs de la langue des signes* [22]». Dans le monde, il existe près de 360 millions de personnes atteintes de surdité, ce qui représente près de 5,3% de la population mondiale.
En France, on estime qu'il y a un peu plus de cinq millions de personnes sourdes. Parmi elles, 372 000 sont sourdes sévères et

---

[21] Le docteur Dagron est co-fondateur d'une unité de soins qui accueille, en langue des signes, depuis 1995, des patients sourds, à l'hôpital parisien la Pitié Salpêtrière.

[22] DAGRON J., *Sourds et soignants, deux mondes, une médecine*, 1999, Edition Réflexion du temps présent, p.19.

112 000 sont sourdes profondes. Bien qu'il n'existe pas de chiffre officiel, on peut supposer que le nombre de locuteurs de la langue des signes avoisine les 250 000. Proportion importante donc de la population qui ne reçoit les messages que « visuellement » et ne restitue aussi essentiellement que par ce moyen, via la langue des signes.
Un sourd qui n'entend pas, même s'il est appareillé et n'a accès que très difficilement à la langue orale, sans ce moyen de communication qu'est la langue des signes, il ne peut pas se faire comprendre et comprendre lui-même ce qui lui est dit.
Indépendamment des locuteurs en langue des signes, existent toutes les autres personnes sourdes, avec des degrés de surdité variés, des niveaux culturels et intellectuels divers. Celles-ci aussi rencontrent d'importantes difficultés même si on les considère comme « moins sourdes » que les autres.

Aussi, quinze années après l'adoption de la loi du 11 février 2005 relative à l'égalité des droits et des chances, la participation et la citoyenneté des personnes handicapées, loi pionnière de l'accessibilité, peut-on dire que les sourds ont un droit effectif d'accès aux soins en France ?

Par ce travail de recherche, il est proposé d'analyser la situation des personnes sourdes concernant leur accès aux soins et d'en faire un état des lieux. Comment celui-ci est-il encadré par la législation ?
Concrètement, quels aménagements sont mis en place afin de permettre aux personnes sourdes, selon la loi du 11 février 2005, de circuler, d'accéder aux locaux et aux équipements et de communiquer ?

Bien que le droit français et international encadre et protège l'accès aux soins des personnes sourdes en France (Partie 1), nous constatons, dans la pratique, une certaine inaccessibilité résiduelle dans ce domaine-là, pour elles. (Partie 2).

PARTIE 1 : Le cadre juridique du droit d'accès aux soins des personnes sourdes en France

Dans la mesure où les textes internationaux et français indiquent qu'il n'existe pas de distinction entre les hommes, il nous est permis d'affirmer que les personnes sourdes sont des citoyennes à part entière et qu'il n'y a pas lieu de les distinguer des autres, bien qu'elles soient en situation de handicap.

A titre d'illustration, parmi la pluralité des textes nous permettant de déduire que les sourds sont des Hommes, des citoyens, comme les autres, nous pouvons citer l'article premier de la Déclaration des droits de l'homme et du citoyen du 26 août 1789. Celui-ci dispose que « *Les hommes naissent et demeurent libres et égaux en droit* ».

De plus l'article premier de la Constitution française affirme que la France « *assure l'égalité devant la loi de tous les citoyens sans distinction [...]* ».
D'ailleurs, pour renforcer l'idée selon laquelle il n'y a pas lieu d'établir de distinction entre les sourds, en tant que personnes handicapées, et le reste des personnes composant la population française, un projet de loi avait proposé d'inscrire dans la Constitution française que la France assure « *l'égalité devant la loi de tous les citoyens, sans distinction de handicap*[23] ». Bien que n'ayant pas été adopté, ce projet pourrait aboutir, lors d'une prochaine révision constitutionnelle, dans un contexte où le handicap tend de plus en plus à être pris en considération par les pouvoirs publics français.

---

[23] Proposition de loi n°1590, enregistrée à la Présidence de l'Assemblée nationale le 10 mai 2004, Proposition de loi constitutionnelle *tendant à compléter l'article 1er de la Constitution, afin d'élargir le principe d'égalité sans distinction [...] à la situation de handicap* présentée par Mme Martine BILLARD, Mr Yves COCHET et Noel MAMERE. http://www.assemblee-nationale.fr/12/propositions/pion1590.asp

Etant donné que les sourds sont des Hommes et des citoyens comme les autres, les dispositions juridiques générales du droit d'accès aux soins leur sont applicables.

Titre 1 : Les dispositions générales du droit d'accès aux soins reconnues aux personnes sourdes

Nous allons envisager successivement les droits en jeu dans le domaine de l'accès aux soins des personnes sourdes. Nous exposerons d'abord les dispositions internationales (Chapitre 1) puis les dispositions françaises (Chapitre 2).

Chapitre 1 : Les dispositions internationales générales reconnaissant le droit à l'accès aux soins des personnes sourdes

Il existe un panel de dispositions légales internationales qui protègent le droit qu'a toute personne de pouvoir accéder aux soins. Étant donné que ces dispositions sont générales, les personnes sourdes peuvent en jouir et s'en prévaloir. Il conviendra d'envisager d'abord les dispositions internationales générales qui sont contraignantes (Section 1) avant d'examiner celles non contraignantes (Section 2).

I- Les dispositions internationales contraignantes relatives à l'accès aux soins

Une disposition juridique contraignante signifie qu'elle peut faire l'objet d'une sanction si elle n'est pas respectée. En revanche, une disposition non contraignante ne peut faire l'objet de sanction en cas d'inobservation. Elle revêt plutôt la forme d'une recommandation et ne présente pas de caractère obligatoire pour son application.

Il s'agira d'aborder les dispositions relatives au droit d'accès aux soins contenues dans la Convention européenne des droits de l'homme (Paragraphe 1), dans la Constitution de l'Organisation mondiale de la santé (Paragraphe 2), et celles issues du droit de l'Union européenne (Paragraphe 3).

§1 : Les dispositions issues de la Convention européenne des droits de l'homme

La Convention européenne de sauvegarde des droits de l'homme et des libertés fondamentales, aussi appelée Convention européenne des droits de l'homme, est un traité international, issu du Conseil de l'Europe, entré en vigueur le 3 septembre 1953. La France a ratifié cette convention le 3 mai 1974.

L'ambition de cette Convention, comme son nom l'indique, est de protéger les droits de l'homme et les libertés fondamentales. Cette convention est essentiellement composée de droits civils et politiques et c'est la Cour européenne des droits de l'Homme qui est chargée de veiller à la bonne application de ses dispositions. Cet organe ne peut être saisi que lorsque les voies de recours internes ont été épuisées. Autrement dit, il ne peut être saisi qu'en dernier recours par un particulier, après qu'il ait tenté de former un recours devant les juridictions du pays dont il ressort.

Il convient d'apprécier, de manière linéaire, les droits édictés dans cette Convention qui sont en jeu concernant le droit d'accès aux soins. Si ce dernier ne figure pas en tant que tel parmi les droits garantis par ce texte, plusieurs dispositions les sous-tendent. Ce sont notamment le droit au respect de la vie privée et familiale visé à l'article 8 de la Convention (A) et l'interdiction de discrimination prévu à l'article 14 (B).

A. Le droit au respect de la vie privée et familiale

En vertu de l'article 8 de la Convention européenne des droits de l'homme, « *Toute personne a droit au respect de sa vie privée et familiale* [...] ». Cela signifie qu'il ne peut y avoir d'ingérence d'une tierce personne dans l'exercice de ce droit dont est titulaire tout homme, et donc toute personne sourde, dans le cadre de l'accès aux soins.
En droit, le respect de la vie privée ne fait pas l'objet d'une définition précise. Mais les tribunaux ont pu faire application de ce droit dans le cadre de recours sur la violation du secret médical par exemple[24].
Ce droit au respect de la vie privée est fondamental dans le cadre de l'accès aux soins de toute personne, qu'elle soit sourde ou non. Elle a un droit de respect de sa vie privée, de nature conventionnel et supra-législatif.

---

[24] Voir en ce sens Crim., 24 avril 2007, n°06-88051 sur la violation du secret professionnel et dont le visa mentionne l'article 8 de la Convention européenne des droits de l'homme relative au droit au respect de la vie privée.

Ce droit au respect de la vie privée implique, pour une personne qui se fait soigner, le droit à la confidentialité des informations relatives à son état de santé et à son dossier médical de manière plus générale. Le médecin est donc soumis au secret médical. Ce dernier permet d'instaurer une relation de confiance entre le patient et son médecin. Étant soumis au secret professionnel, le patient sera d'autant plus enclin à livrer des informations intimes sur sa vie privée (par exemple sur la survenue d'une grossesse, sur la vie affective et sexuelle, consommation d'alcool ou de drogues, etc.). Le fait que le patient sourd puisse délivrer, dans une sphère confidentielle, sans l'ingérence d'une tierce personne, des informations sur son état de santé, l'incite plus volontiers à recourir à l'offre de soins.
En effet, si une personne consomme par exemple des stupéfiants, mais qu'elle n'est pas à l'abri d'une divulgation par le médecin des informations sur sa santé, elle ne se livrera pas à lui.
Il est des cas où, le médecin, face à une personne en situation de handicap, peut être tenté de contacter la famille pour demander des informations sur son état de santé afin qu'il soit le mieux pris en charge et le mieux soigné.

Ce droit au respect de la vie privée est ainsi très important dans le cadre de la relation médecin-patient. Il est protégé par la Convention européenne des droits de l'homme et s'il est inobservé, il peut être formé un recours devant la Cour européenne des droits de l'homme, après épuisement des voies de recours internes, afin de faire condamner un médecin ou un établissement de santé.

B. L'interdiction de discrimination

Selon l'article 14 de la Convention européenne des droits de l'homme, « *La jouissance des droits et libertés reconnus dans la présente Convention doit être assurée sans distinction aucune, fondée notamment [...] sur la langue, l'origine sociale, la naissance ou tout autre situation* ».
Cet article ne prévoit pas, comme l'article précédent, un droit mais formule une interdiction.

Selon le doyen Gérard Cornu, une discrimination[25] est « *une différenciation contraire au principe de l'égalité civile consistant à rompre celle-ci au détriment de certaines personnes physiques en raison de leur appartenance raciale ou confessionnelle, plus généralement par application de critères sur lesquels la loi interdit de fonder des distinctions juridiques arbitraires ([...] handicap, etc.)* ».
L'interdiction de discrimination suppose que toute personne, quelle qu'elle soit, n'a pas à subir un rejet ou une exclusion, quel qu'en soit le motif.
En l'occurrence, une personne sourde qui souhaiterait recevoir des soins ne devrait pas craindre de faire l'objet de discrimination en raison de son handicap. Un médecin ne saurait refuser de soigner une personne sourde au motif, par exemple, que celle-ci ne « parle pas » mais ne communique que par le biais de la langue des signes.
En cas de refus pour ces motifs liés au handicap, cela s'apparenterait à un refus discriminatoire, prohibé par l'article 14 de la Convention et dont la France peut faire l'objet de sanctions.
Le sourd qui désire être soigné mais qui n'a pas pu exercer effectivement son droit d'accès aux soins peut se prévaloir de cette disposition si une discrimination en lien avec son handicap ou même sa langue (la langue des signes) venait à s'exercer contre lui.

§2 : Les dispositions issues de la Constitution de l'Organisation mondiale de la santé

L'Organisation mondiale de la santé est une agence intégrée à l'Organisation des nations unies pour traiter des questions de santé publique au niveau international.
Cette instance a été créée le 7 avril 1948 et est composée, à ce jour, de 194 pays membres, dont l'État français fait partie. Elle a été créée au sortir de la Deuxième Guerre mondiale, très

---

[25] G. Cornu, *Vocabulaire juridique*, PUF, 10ème édition, sous le terme de « discrimination », page 352

meurtrière, et a eu pour but d'inclure la santé dans les domaines de compétence de l'Organisation des nations unies.

L'une des ambitions premières de l'Organisation mondiale de la santé est celle d'« *améliorer la santé pour tous et partout*[26] ».

L'Organisation mondiale de la santé détient une Constitution. Cette dernière a été adoptée par la Conférence internationale de la Santé, tenue à New York du 19 juin au 22 juillet 1946, et est entrée en vigueur le 7 avril 1948.

Dans le préambule de celle-ci, on peut lire que « *la possession du meilleur état de santé qu'il est capable d'atteindre constitue l'un des droits fondamentaux de tout être humain, quelles que soient sa race, sa religion, ses opinions politiques, sa condition économique ou sociale* ».

La « *possession du meilleur état de santé* » est un droit fondamental, ce qui signifie qu'il s'agit d'un droit éminent. Un droit fondamental est un droit inhérent à l'homme. Il requiert un respect le plus complet possible et le plus effectif. Aussi, dire que la « *possession du meilleur état de santé* » est un droit fondamental, implique qu'il faille un accès aux soins sans entraves.

Dans la disposition que nous venons de mentionner, il ne peut y avoir de discrimination dans le droit d'accès aux soins afin de posséder le meilleur état de santé possible.

Dans le préambule de cette Constitution il est intéressant de lire que la santé est un « *état complet de bien-être* » et non seulement « *une absence d'infirmité ou de maladie* ». Cela signifie que l'Organisation mondiale de la santé protège de manière large la santé et qu'elle ne se limite pas à la seule absence de maladie.

Aussi, une personne sourde, peut se prévaloir des dispositions issues de la Constitution de l'Organisation mondiale de la santé. Elle peut estimer qu'étant titulaire du droit fondamental à posséder le meilleur état de santé qu'elle est capable d'atteindre, elle a le droit d'avoir accès aux soins comme tout un chacun. Son handicap ne doit pas être un frein à l'accès aux soins et par conséquent à la possession du meilleur état de santé possible.

---

[26] Site de l'Organisation mondiale de la santé, page consultée le 19 juin 2020. https://www.who.int/fr/about

Il est surprenant de ne pas voir apparaître de dispositions, ne serait-ce qu'une seule, relatives au handicap dans cette Constitution. Sans doute, les rédacteurs de celle-ci ont voulu lui conférer un caractère large ou n'ont pas souhaité se montrer stigmatisants en mentionnant le handicap.

Toutefois, l'Organisation mondiale de la santé a publié un rapport mondial[27] sur la santé des personnes handicapées en 2011. Ce document avoisine les quatre cents pages ce qui témoigne de l'intérêt porté à la santé et au handicap.

Ce rapport ne traite pas directement de la question de la surdité mais du handicap en général. Il nous informe que dans le monde il existe plus d'un milliard de personnes qui ont un handicap, et les personnes sourdes en font partie.
Il précise que les personnes en situation de handicap ont « *deux fois plus de probabilité de trouver des prestataires sans les compétences requises ou des installations suffisantes* ». Pour les personnes sourdes, cela signifie qu'elles ont davantage de chance de se trouver face à des professionnels médicaux ignorant les spécificités de leur handicap ou encore qui ne pratiqueraient pas la langue des signes.

---

[27] Rapport mondial sur le handicap, 2011.
Quelques extraits intéressant directement le droit d'accès aux soins des personnes sourdes :
Page 216 : « *Les personnes malentendantes peuvent avoir besoin de dispositifs de lecture sur les lèvres et d'appareils auditifs, ainsi que d'une bonne acoustique à l'intérieur des bâtiments (16). Les personnes sourdes ou sourdes et non-voyantes utilisent la langue des signes. Elles ont besoin d'un enseignement bilingue en langue des signes et dans la langue du pays, ainsi que d'interprètes en langue des signes, y compris des interprètes tactiles (17, 18). [...] Selon les estimations de l'Organisation mondiale de la Santé (OMS), en 2005, environ 278 millions de personnes dans le monde présentaient une perte auditive modérée à sévère des deux oreilles (19).* »
Page 46 : témoignage de Song : « *à 9 ans, je suis devenue sourde à cause d'une méningite. En 2002, je suis allée dans un [...] service de dépistage et les résultats ont montré que j'étais séropositive. J'étais anéantie [...]. J'encourage* (les sourds) *à se faire dépister [...] je voudrais faire tomber ces barrières* (financières) *en allant les voir directement là où elles habitent* ».

De plus, cette étude indique que les personnes handicapées ont une probabilité « *trois fois plus grande de se voir refuser des soins* » et « *quatre fois plus grande d'être mal soignées* ».
Cette même étude recense que dans le monde il existe 466 millions de personnes souffrant de déficience auditive ; et que la production de prothèses ne répond que peu aux problèmes de l'accès aux soins. Notons à ce sujet qu'il ne suffit pas d'être appareillé pour ne plus avoir de difficultés à communiquer.
A ce titre, dans un entretien avec le psychiatre A. Karacostas[28], il constate qu'en France, les personnes sourdes sont celles qui sont « *deux fois plus confrontées aux refus de soins* » par rapport aux autres personnes avec un handicap autre. Cela a été confirmé dans une étude dite « Handifaction[29] ».
Ce rapport montre qu'il est possible de rendre les services de soins accessibles aux personnes handicapées, « *ce qui réduira les inégalités inacceptables pour la santé* ». Parmi les propositions formulées, il suggère la formation de tous les agents de santé sur les questions liées au handicap.

Aussi, la Constitution de l'Organisation mondiale de la santé a pour ambition première que les États membres confèrent le meilleur état de santé à leurs citoyens. Ainsi, les personnes sourdes doivent pouvoir avoir le meilleur état de santé possible et donc pour cela pouvoir accéder aux soins sans entraves.

§ 3 : Les dispositions issues du droit de l'Union européenne

Le Traité sur le fonctionnement de l'Union européenne, également appelé traité de Rome, est l'un des deux traités institutifs de l'Union Européenne, avec le traité sur l'Union

---

[28] Alexis Karacostas a été psychiatre et praticien hospitalier à l'hôpital la Pitié Salpêtrière pour les personnes sourdes. Il est aujourd'hui retraité mais poursuit le combat pour améliorer l'accès aux soins des personnes sourdes. Il participe actuellement à l'ouverture d'un nouveau service de prévention en toxicomanie et alcoolisme pour les personnes sourdes.
[29] Site internet Handifaction, *Le baromètre des soins du handicap et de la Charte Romain Jacob* https://www.handifaction.fr/derniers-resultats/ Page consultée le 19 juin 2020.

européenne. Il a été signé le 25 mars 1957 dans le cadre de l'originelle Communauté économique européenne.

Conçue initialement dans le but de promouvoir la libre circulation des biens et des services sur le territoire européen, l'Union européenne tend à inclure une dimension sociale depuis le traité de Maastricht adopté en 1992, afin de faire un contrepoids aux grandes libertés économiques qui présidaient jusque-là et qui avaient parfois des conséquences néfastes d'un point de vue social[30].

Dans ce Traité sur le fonctionnement de l'Union européenne, on trouve toute une section dédiée à la « *Santé publique* », à partir de l'article 168. Cet article apporte un fondement juridique parmi les grandes politiques et actions de l'Union. En vertu de celui-ci, *« un niveau élevé de protection de la santé humaine est assuré dans la définition et la mise en œuvre de toutes les politiques et actions de l'Union ».*
Au deuxième Paragraphe de cet article : l'Union *« complète les politiques nationales »* relatives à la santé. Enfin : *« l'Union encourage la coopération entre les États membres dans les domaines visés au présent article et, si nécessaire, elle appuie leur action [...] ».*
Avec ces dispositions issues du Traité sur le fonctionnement de l'Union européenne, on constate que l'Union dispose de compétences en matière d'accès aux soins.
Aussi, une personne sourde peut alors, devant la Cour de Justice de l'Union européenne, déplorer que par exemple les textes nationaux n'ont pas une politique en faveur de l'accès aux soins des personnes sourdes. Elle peut aussi proposer qu'un travail de *« coopération »* puisse être mené entre les différents États de l'Union.
En effet, une personne sourde pourrait soulever que la France (avant le Brexit), aurait pu coopérer dans le domaine de la santé

---

30 A titre d'exemple, on peut citer le dumping social au sein de l'Union européenne (notamment concernant le travail détaché, le travail au noir, etc.). Cette pratique consiste à contourner ou dégrader la législation sociale, donc relative aux travailleurs, afin d'en tirer des avantages en termes de compétitivité.

avec le Royaume-Uni. En effet, ce pays a un système de soins remarquable pour les personnes sourdes. Ce dernier prévoit en effet la présence quasiment systématique d'un interprète en *British langage sign*[31] dès qu'une personne sourde se présente à l'hôpital ou chez un médecin. Le Royaume-Uni et la France auraient pu coopérer et travailler ensemble sur les questions relatives à l'amélioration continue de l'accès aux soins des personnes sourdes.

Toutes les dispositions que nous venons d'énumérer dans le cadre de la Convention européenne des droits de l'homme, de la Constitution de l'Organisation mondiale de la santé et du droit de l'Union européenne sont contraignantes. Si elles ne traitent pas directement, en tant que telles, du droit d'accès aux soins des personnes sourdes, elles s'y rattachent et peuvent être invocables, dans le cadre de recours contentieux, qui pourraient améliorer le droit d'accès aux soins des sourds.

A la différence de ces dispositions contraignantes, il en existe d'autres qui, à l'inverse, ne sont pas contraignantes. Il s'agit de « *soft law* », c'est-à-dire de droit mou. Ce sont des dispositions juridiques dont l'inapplication n'est pas forcément sanctionnée par un organe juridictionnel.

II- Les dispositions internationales non contraignantes relatives à l'accès aux soins

Les principales dispositions non contraignantes qui intéressent notre sujet se situent essentiellement dans la Convention internationale relative aux droits des personnes handicapées (Paragraphe 1), dans le pacte international relatif aux droits économiques, sociaux et culturels (Paragraphe 2) et dans des résolutions internationales (Paragraphe 3).

---

[31] Langue des signes britannique.

§1 : La Convention internationale relative aux droits des personnes handicapées

La Convention internationale relative aux droits des personnes handicapées possède un objet bien précis qu'il importe de définir (A). Elle contient des dispositions relatives au droit à la santé intéressant les personnes en situation de handicap (B).

A. L'objet général de la Convention internationale relative aux droits des personnes handicapées

La Convention relative aux droits des personnes handicapées a été adoptée le 13 décembre 2006 au siège de l'Organisation mondiale des Nations Unies, à New York, et a été ouverte à la signature le 30 mars 2007.
Historiquement, il s'agit du premier grand traité en matière des droits de l'Homme.
Monsieur Bruno Gaurier, expert de la Convention internationale des Nations unies relative aux droits des personnes handicapées, dont il a pris part à la rédaction, s'est interrogé sur l'opportunité de créer un texte non contraignant pour les personnes handicapées. Fallait-il *« ajouter un nouveau texte, spécifique aux personnes en situation de handicap, aux multiples déclarations et conventions internationales censées garantir à chacun l'intégralité de ses droits humains*[32] *? ».*
En effet, il existe une pluralité de dispositions juridiques, non seulement dans le droit national mais également dans le droit international, qui concernent l'ensemble des citoyens. Dès lors, pourquoi créer un nouveau texte spécifique aux personnes en situation de handicap ? Le droit n'est-il pas censé être le même pour tous ?
Selon Monsieur Gaurier, l'enjeu de cette Convention permettrait à chaque pays de « *revisiter ses lois, ses pratiques, ses politiques […]*[33] » et ce spécialement dans le champ du handicap qui requiert d'avoir certaines dispositions spécifiques.

---

32 GAURIER B., *Tous inclus ! Réinventer la vie dans la Cité avec les personnes en situation de handicap*, Les éditions de l'atelier, 2010, page 17.
33 *Ibidem*

La Convention, concernant les personnes sourdes, reconnaît les langues des signes[34] comme des langues à part entière : « *On entend par « langue », entre autres, les langues parlées et les langues des signes et autres formes de langue non parlée*[35] *»*.
De plus, elle met l'accent sur la discrimination des femmes handicapées qui peut survenir dans le cadre de l'accès aux soins. Selon son article 6 : *« Les États Parties reconnaissent que les femmes et les filles handicapées sont exposées à de multiples discriminations, et ils prennent des mesures voulues pour leur permettre de jouir pleinement dans des conditions d'égalité de tous les droits de l'homme et de toutes les libertés fondamentales »*.
Enfin, l'article 8 de la Convention dispose que les États signataires de cette convention doivent mettre en œuvre une politique de sensibilisation au handicap. En d'autres termes, chaque État doit faire en sorte que ses ressortissants, et notamment les professionnels sociaux et médico-sociaux, soient plus réceptifs et montrent un certain intérêt à la question du handicap. Par exemple, l'État français propose l'enseignement de la langue des signes lors de l'année de terminale au lycée pour les élèves qui le souhaitent. On peut voir en cela une avancée importante dans la sensibilisation au handicap de la surdité.
Dorénavant, il importe de souligner les dispositions qui nous intéressent dans le cadre de l'accès aux soins des personnes sourdes.

B. Les dispositions se rapportant au droit de la santé dans la Convention internationale relative aux droits des personnes handicapées

La Convention prévoit des dispositions spécifiques relatives à la santé des personnes en situation de handicap.
Comme nous l'avons vu, le droit au respect de la vie privée fait partie intégrante dans le cadre de l'accès aux soins. En vertu de

---

[34] Contrairement à un préjugé communément admis, la langue des signes n'est pas internationale. Elle est propre à chaque pays.
[35] Alinéa 3 de l'article 2 de la Convention internationale relative aux droits des personnes handicapées.

l'article 22 de la Convention, le droit au respect de la vie privée est formulé au même titre que l'article 8 de la Convention européenne des droits de l'homme. Il est disposé qu' «*Aucune personne handicapée, [...] ne sera l'objet d'immixtions arbitraires ou illégales dans sa vie privée [...]. Les personnes handicapées ont le droit à la protection de la loi contre de telles immixtions.* ».
Selon le deuxième alinéa de cet article, il est prévu une disposition expresse concernant la confidentialité des informations médicales. « *Les États Parties protègent la confidentialité des informations personnelles et des informations relatives à la santé et à la réadaptation des personnes handicapées sur la base de l'égalité avec les autres* ».

Par ailleurs, selon l'article 25 de la Convention : « *Les États Parties reconnaissent que les personnes handicapées ont le droit de jouir du meilleur état de santé possible sans discrimination fondée sur le handicap. Ils prennent toutes les mesures appropriées pour leur assurer l'accès à des services de santé qui prennent en compte les sexospécificités [...].* La tournure de cet article nous rappelle l'article 1er de la Constitution de l'Organisation mondiale de la santé évoqué plus haut. Selon ce dernier, toute personne a le droit de « *jouir du meilleur état de santé* ». La Convention répète ce droit-là mais aussi le précise pour les personnes en situation de handicap en demandant aux États parties de s'engager sur divers points, notamment :

- Qu'ils fournissent « *aux personnes handicapées les services de santé dont celles-ci ont besoin en raison spécifiquement de leur handicap, y compris des services de dépistage précoce et, s'il y a lieu, d'intervention précoce, et des services destinés à réduire au maximum ou à prévenir les nouveaux handicaps, notamment chez les enfants et les personnes âgées* ». Cela implique que le système de soins de chaque pays soit adapté à chaque type de handicap. En France, concernant le handicap de la surdité, cela suppose que les services de santé doivent être adaptés et accessibles. Essentiellement, cela signifie que les professionnels de santé apprennent à communiquer avec les personnes sourdes pour qualifier ce service de soins adapté « *spécifiquement* » selon la présente disposition.

- Qu'ils fournissent « *ces services aux personnes handicapées aussi près que possible de leur communauté, y compris en milieu rural* ». Cet alinéa prévoit l'égalité d'accès aux soins des personnes en situation de handicap au même titre que les autres citoyens. Toute personne en situation de handicap doit pouvoir se faire soigner, dans un service adapté à sa situation, le plus près possible de son domicile.
- Qu'ils disposent « *des professionnels de la santé* [qui] *dispensent aux personnes handicapées des soins de la même qualité que ceux dispensés aux autres et notamment qu'ils obtiennent le consentement libre et éclairé des personnes handicapées concernées* ». Il faut en ce sens que les États Parties mènent « *des actions de formation et promulguent des règles déontologiques pour les secteurs public et privé de la santé de façon, entre autres, à sensibiliser les personnels aux droits de l'homme, à la dignité, à l'autonomie et aux besoins des personnes handicapées [...]* ».

  Nous avons évoqué cette question de la sensibilisation au handicap, en règle générale, précédemment. Mais plus spécifiquement dans le champ de la santé, la Convention prévoit une disposition spécifique. Il importe que les professionnels de santé soient sensibilisés à tous types de handicap, et non pas uniquement celui de la surdité.
- Qu'ils empêchent « *tout refus discriminatoire de fournir des soins ou des services médicaux ou des aliments ou des liquides en raison d'un handicap* ». En vertu de cet alinéa, les politiques et lois de chaque État membre devraient prévoir des dispositions qui condamneraient des professionnels de santé qui refuseraient de soigner des personnes en situation de handicap. De plus, cet alinéa implique, encore une fois, qu'il faille que chaque professionnel de santé prenne en compte les spécificités pouvant être liées au handicap.

Cette convention est dense. Elle recouvre tous les domaines de la vie d'une personne en situation de handicap et les dispositions relatives à la santé sont très vastes. Ces dernières ont le mérite de guider chaque État membre dans l'élaboration de ses normes. Ses dispositions ne sont pas contraignantes car il n'existe pas d'organe juridictionnel pour sanctionner celles qui n'auraient pas été observées. Il existe toutefois un Comité des droits des personnes handicapées, garant de la bonne application de la Convention, qui émet des avis, mais n'a pas de pouvoir de contrainte.

Le Pacte international relatif aux droits économiques, sociaux et culturels, un texte en principe non contraignant, prévoit des dispositions qui ont trait à l'accès aux soins et dont peuvent se prévaloir les personnes sourdes dans l'exercice de ce droit.

§2 : Le Pacte international relatif aux droits économiques, sociaux et culturels

Avant d'examiner les stipulations relatives à la santé contenues dans le Pacte (B), il importe de s'interroger sur la justiciabilité de celui-ci (A).

A. Les incertitudes liées à la justiciabilité du Pacte

Le Pacte international relatif aux droits économiques, sociaux et culturels est un pacte qui a été conclu dans le cadre de l'Organisation des nations unies le 16 décembre 1966, entré en vigueur le 3 janvier 1976. Il s'agit d'un pacte qui protège, comme son nom l'indique, les droits économiques (le droit à un niveau de vie suffisant), sociaux (la santé, le travail, l'éducation, etc.) et culturels (le droit à l'enseignement, droit d'accès à la culture, etc.).
S'interroger sur la justiciabilité du Pacte est essentiel car cela nous permet de déterminer si ses dispositions peuvent être invocables ou non devant une juridiction.
Classiquement, on entend par justiciabilité, le caractère d'une disposition juridique qui peut être soulevée à l'appui d'un recours

devant un tribunal et qui permet de donner lieu à la réparation du préjudice subi du fait de la violation de la disposition.
Concernant le Pacte international relatif aux droits économiques, sociaux et culturels (PIDESC), il persiste un désaccord, même si celui-ci tend à s'amenuiser, entre les auteurs. Certains considèrent que ce Pacte, est justiciable, tandis que d'autres estiment qu'il ne l'est pas.
Il existe deux aspects qui mettent en cause le caractère justiciable du Pacte. D'une part, sa dénomination de « pacte » sous-entend que ce texte a peu de valeur aux yeux des juges. Un pacte est un accord de volontés. Le terme de pacte vient du latin, *pactum*, qui signifie « paix ». Il est conclu dans un but de paix et n'a pas la même force contraignante qu'une convention ou un contrat dont l'inexécution peut engendrer de fortes sanctions.
L'autre aspect qui nous interroge sur la justiciabilité du PIDESC est qu'il n'existe pas d'organe juridictionnel qui sanctionne les violations de ses dispositions. Il existe seulement un comité des droits économiques sociaux et culturels mais il ne rend que des avis qui ne lient pas. Les avis rendus par cette instance ne sont donc pas contraignants. Selon les détracteurs de la justiciabilité du PIDESC, ils estiment, la plupart du temps qu'il ne s'agit que *« de lointains objectifs à atteindre en fonction des moyens économiques disponibles*[36] *»* dans chaque État.

D'autres auteurs s'accordent à dire que le PIDESC serait justiciable et que tout homme peut se prévaloir de ses dispositions devant un juge, à l'appui d'un recours. Ce sont aux *« tribunaux, et non au pouvoir exécutif, qu'il appartient de dire si une disposition du Pacte est ou non directement applicable* [37] *».* De fait, il est arrivé que des juges français tranchent des litiges en visant des dispositions du PIDESC.
En date du 23 novembre 2015, le Conseil d'État a rendu un arrêt en visant l'article 12 du PIDESC relatif au droit à la santé. Dans le cadre de la « jungle de calais », le juge administratif suprême

---

[36] TEIXIER P., *in* DECAUX E. et DE SCHUTTER O. *Le Pacte international relatif aux droits économiques, sociaux et culturels, commentaire article par article,* ECONOMICA, 2019, page 1
[37] Ibidem, page 7

a imposé à l'État français qu'il installe des points d'eau pour que des migrants situés sur le sol français puissent avoir une bonne hygiène de vie et donc une bonne santé. À la suite de cette décision qui vise le Pacte, l'État français a été contraint de s'exécuter.

Il existe d'autres jurisprudences françaises qui se réfèrent aux dispositions du PIDESC et cela le rend d'autant plus justiciable. En parallèle, le Comité des droits économiques sociaux et culturels continue lui aussi à développer sa propre jurisprudence et « *cela renforce encore son impact sur la réalisation concrète des DESC*[38] ».

Comme le souligne P. Texier, conseiller honoraire à la Cour de cassation, « *s'il subsistait encore des doutes sur la justiciabilité des droits économiques sociaux et culturels, [...] le développement d'une jurisprudence du Comité [...] devrait achever de les lever* ».

Ainsi, même si certains auteurs estiment que les dispositions du PIDESC sont invocables et justiciables, pour l'heure actuelle, elles sont encore assez « *peu connues des juges*[39] ». Il est classé comme texte qui n'a pas de valeur contraignante, même si cela tend à s'amenuiser.

B. Les dispositions relatives à la protection de la santé contenues dans le Pacte

Concernant notre sujet, une disposition particulière du PIDESC est à relever.

Il s'agit de l'article 12 qui protège le droit à la santé de toute personne. Cette disposition prévoit que « *les États Parties au présent Pacte reconnaissent le droit qu'a toute personne de jouir du meilleur état de santé physique et mentale qu'elle soit capable d'atteindre* ».

---

[38] GOLAY C., *Le Comité des droits économiques, sociaux et culturels* in *Le pacte international relatif aux droits économiques, sociaux et culturels, commentaire article par article*, Economica, 2019, page 40.

[39] TEIXIER P. *in* DECAUX E. et DE SCHUTTER O., *Le Pacte international relatif aux droits économiques, sociaux et culturels, commentaire article par article*, ECONOMICA, 2019, page 8

Pour réaliser cet objectif, les États Parties sont invités à prendre des mesures. Si dans cette disposition il n'est nullement fait référence à l'accessibilité, qui doit être mise en place pour que les personnes en situation de handicap puissent jouir du meilleur état de santé possible, la doctrine donne des interprétations en ce sens.
Selon W. Vandenhole, Professeur des droits de l'homme, *« le droit à la santé s'analyse en quatre éléments interdépendants : la disponibilité, l'accessibilité, l'acceptabilité et la qualité*[40] *»*.
Cet auteur décline quatre types d'accessibilité : en termes de non-discrimination, physique, économique et accessibilité de l'information. Dans le champ du handicap et de l'accès aux soins des personnes sourdes notamment, ces accessibilités sont essentielles.
En effet, une personne sourde ne peut faire l'objet de discriminations de la part des professionnels de santé, en raison de son handicap.
De plus, étant donné qu'une majorité de sourds vit sous le seuil de pauvreté[41], il ne doit pas y avoir d'entrave à l'accès aux soins du seul fait des faibles ressources financières de l'intéressé.
De surcroît, les personnes sourdes ont le droit à l'accès aux informations concernant notamment leur état de santé, les thérapeutiques qui peuvent leur être proposées, etc.
Enfin, une accessibilité physique est requise. Cette accessibilité se matérialise par le fait qu'il faille des professionnels de santé qui soient sensibilisés à la surdité et qui sachent communiquer avec ce public sourd. Cela, soit au moyen de la langue des signes, soit en adoptant des pratiques comportementales adaptées : en parlant doucement, face à l'intéressé, en articulant bien et en effectuant quelques gestes et mimes pour aider à la compréhension du message délivré.

---

[40] DECAUX E. et DE SCHUTTER O., *Le Pacte international relatif aux droits économiques, sociaux et culturels, commentaire article par article*, ECONOMICA, 2019, page 317.

[41] Voir les développements relatifs au seuil de pauvreté chez les personnes sourdes, Partie 2 du présent mémoire, sous le Titre 2, dans le Chapitre 1 relatif aux *difficultés des sourds à ester en justice pour dénoncer l'inefficience de leur droit d'accès aux soins.*

Cet article 12 est très vaste, à tel point qu'il s'est posé la question de savoir s'il pouvait être doté de l'effet direct dans les juridictions nationales.
L'effet direct est le caractère d'un droit dont un justiciable peut se prévaloir devant un juge. Par analogie avec le droit de l'Union européenne[42], pour qu'un texte soit doté de l'effet direct, il faut que son contenu soit précis, clair et inconditionnel et n'appelle pas de mesures complémentaires pour le comprendre et en faire une juste application. Or, la tournure de l'article 12 du PIDESC n'est pas suffisamment claire et saisissable pour un juge. Elle est trop vaste et insuffisamment précise.
De ce fait, le Conseil d'État a décidé, dans un arrêt que « *les stipulations de l'article 12 du Pacte international relatif aux droits économiques, sociaux et culturels [...] sont dépourvues d'effet direct dans l'ordre juridique interne*[43] ».

Si cette disposition du PIDESC n'est pas directement invocable, puisque non contraignante, elle reste importante pour guider les États Parties dans leurs législations. Une personne sourde qui ne jouirait pas du meilleur état de santé possible, car son État ne mettrait pas tout en œuvre pour accomplir cet objectif, pourrait saisir le Comité des droits économiques sociaux et culturels. Si celui-ci ne rend que des avis ne liant pas, il doit pourtant inciter le législateur national à modifier sa législation en faveur des personnes handicapées.

Un dernier aspect, non contraignant, du droit international intéressant pour notre sujet, est à relever. Il s'agit de résolutions internationales tendant à la reconnaissance de la langue des signes dans les Constitutions nationales.

---

[42] A propos de l'effet direct ou non du droit primaire de l'Union européenne : Cour de justice de l'union européenne, 5 février 1963, Van Gend en Loos.
[43] Conseil d'État, 5 septembre 2005, association « collectif contre l'handiphobie », n°248357

§ 3 : Les résolutions internationales tendant à la reconnaissance de la langue des signes dans les Constitutions nationales

Une recommandation européenne[44] et une résolution de l'Organisation des nations unies[45] proposent la reconnaissance de la langue des signes dans les Constitutions nationales.

L'inscription de cette langue dans les Constitutions des États Parties fait l'objet de débats au niveau international.

Seuls quatre pays de l'Union Européenne l'ont inscrite dans leurs Constitutions. C'est le cas de l'Autriche[46], de la Finlande[47], de la Hongrie[48] et du Portugal[49].

Dans le monde, sept autres pays ont constitutionnellement reconnu leur langue des signes nationale : l'Afrique du Sud, l'Équateur, le Kenya, la Nouvelle-Zélande, l'Ouganda, le Venezuela et le Zimbabwe.

La langue des signes n'est donc pas reconnue dans toutes les Constitutions, en France en particulier, alors qu'il s'agit pourtant d'une langue naturelle et non artificielle. En effet, « *la langue des signes française est aux sourds français dont elle est la langue*

---

[44] *Resolution on sign languages B4-0985/98* du 17 juin 1988 qui demande à tous les états membres la reconnaissance de la langue des signes comme la langue officielle des sourds et la résolution du parlement européen du 23 novembre 2016 sur les langues des signes

[45] Résolution 72/161 de l'assemblée des nations Unies qui met l'accent sur la nécessité de préserver les langues des signes en tant qu'élément pour favoriser l'accès aux services ou aux établissements (services de soins et établissements de santé).

[46] Constitution de l'Autriche du 1er octobre 1920, article 8 : « *La langue des signes autrichienne est reconnue comme langue indépendante* ».

[47] Constitution de la Finlande, article 17 : « *Les droits des personnes utilisant la langue des signes et de personnes ayant besoin d'interprétation ou d'une traduction en raison d'un handicap sont garantis par la loi* ».

[48] Constitution Hongroise du 18 avril 2011, Article 3 : « *La Hongrie protège la langue des signes hongroise en tant qu'élément de la culture hongroise* ».

[49] Constitution du Portugal du 25 avril 1976, article 74,2 : « *Dans la mise en œuvre de la politique de l'éducation, l'État est chargé de protéger et de développer la langue des signes portugaise, comme une expression de la culture et un instrument pour l'accès à l'éducation et à l'égalité des chances* ».

principale ce que la langue française [orale] *est aux entendants français*[50]».
L'inscription de cette langue dans les Constitutions revêt une importance capitale car elle lui confèrerait pleinement sa légitimité.
Ainsi, elle permettrait aux personnes sourdes d'exprimer, sans devoir se justifier, ou s'excuser de leurs besoins, leurs demandes dans leur langue.
Cette reconnaissance de la langue des signes, par les États, dans leurs Constitutions représenterait une avancée majeure dans la prise en compte de ce handicap invisible.

Indépendamment de la légitimité conférée à la langue des signes par son inscription dans la Constitution française, celle-ci serait le signe de la considération de la République vis-à-vis des personnes sourdes et une marque de respect envers elles.
Ces résolutions et recommandations internationales ne sont pas contraignantes, elles n'ont pas vocation à produire des effets juridiques. De fait, elles existent dans le droit international depuis quelques années (notamment depuis 1988 pour la résolution du Parlement européen) mais elles n'ont pas été transposées dans le droit interne français. Ces résolutions et recommandations traduisent des positions politiques mais n'obligent en aucun cas les États membres.
Nous le verrons ultérieurement, nombreux sont les parlementaires français, via les questions au Gouvernement, qui demandent l'inscription de la langue des signes dans la Constitution française.
Cette disposition contribuerait à un meilleur accès aux soins des personnes sourdes en France du fait de la « vulgarisation » de cette langue.

Dès lors que nous avons abordé toutes les dispositions internationales qui traitent plus ou moins directement du droit de la santé, il convient dorénavant d'étudier les dispositions générales françaises qui soutiennent le droit d'accès aux soins des personnes sourdes.

---

[50] COTTINEAU V., *Lettre aux parlementaires : la langue des signes dans la Constitution de la République française : une requête légitime*, février 2019, page 1.

Chapitre 2 : Les dispositions françaises générales en soutien du droit à l'accès aux soins des personnes sourdes

Nous analyserons dans un premier temps les dispositions issues du droit commun français (I) puis les dispositions issues du code de la santé publique. (II)

I- Les dispositions du droit commun français applicables au droit d'accès aux soins

Il conviendra de déterminer les dispositions juridiques contenues dans le bloc de constitutionnalité français (Paragraphe 1) puis celles issues du droit commun (Paragraphe 2) qui, bien qu'elles ne traitent pas directement du droit d'accès aux soins de toute personne, peuvent s'y rapporter.

§1 : Les dispositions issues du bloc de constitutionnalité français

Il s'agira dans cette sous-partie d'énumérer les dispositions contenues dans le bloc de constitutionnalité français qui favorisent, soutiennent ou contribuent directement, ou indirectement, à l'accès aux soins de toute personne, qu'elle soit sourde ou non.
Pour rappel, le bloc de constitutionnalité français est composé de la Constitution du 4 novembre 1958, du Préambule de la Constitution du 27 octobre 1946, de la Déclaration des droits de l'homme et du citoyen du 26 août 1789, de la charte de l'environnement de 2004, des Principes fondamentaux reconnus par les lois de la République et des principes à valeur constitutionnelle.
Nous aborderons d'abord le droit à l'égalité entre les hommes (A), le droit à la santé (B) puis divers principes à valeur constitutionnelle (C).

A. Le droit à l'égalité entre les hommes issu de la Déclaration des droits de l'homme et du citoyen

Les normes contenues dans le bloc de constitutionnalité sont fondamentales et les plus importantes d'un pays. Une disposition juridique qui a sa place dans ce bloc jouit d'une considération toute particulière.
En France, les normes sont hiérarchisées et l'on doit cette théorie à Hans Kelsen qui qualifie cela de « pyramide des normes ». Toutes les normes inférieures doivent être conformes aux normes supérieures. Ainsi, si une loi est contraire à une disposition supérieure, elle peut être déclarée inconstitutionnelle par les Sages. Elle sera ensuite abrogée.
La Déclaration des droits de l'homme et du citoyen du 26 août 1789 est le texte le plus ancien contenu dans le bloc de constitutionnalité français. Elle figure parmi les textes fondateurs du modèle républicain tel qu'on le connaît aujourd'hui. L'article 1er, connu de tous, dispose que « *Les hommes naissent et demeurent libres et égaux en droits [...].* ». Cet article est un des plus emblématiques car c'est lui qui pose, historiquement, le fondement de l'égalité entre les hommes quels qu'ils soient, sans distinction aucune.
Ainsi, une personne sourde appartenant à la communauté humaine jouit des mêmes droits que tout homme. C'est son humanité qui lui confère cette liberté et cette égalité de droits. Nous y reviendrons ultérieurement.
Cette disposition est très générale et recouvre beaucoup de domaines possibles. Aussi, pour notre sujet, cette disposition peut s'appliquer dans le domaine de l'accès aux soins des personnes sourdes.

Le Préambule de la Constitution de 1946 prévoit une disposition générale relative à la santé qu'il convient d'aborder.

B. Le droit à la santé issu de l'alinéa 11 du Préambule de la Constitution du 27 octobre 1946

Le préambule de la Constitution du 27 octobre 1946 est un texte fondamental en ce qu'il se situe au plus haut de la hiérarchie des normes françaises. Il se situe dans le bloc de constitutionnalité français lui aussi.

L'alinéa 11 de ce Préambule dispose que la Nation « *garantit à tous, notamment à l'enfant, à la mère et aux vieux travailleurs, la protection de la santé, [...]. »*.

On peut dire de cette disposition qu'elle est d'une « *efficacité juridique affectée*[51] » car pour « *prendre corps elle a besoin d'une intervention directe du législateur*[52] ». Elle est plutôt imprécise et saurait difficilement être invocable car cette disposition ne fait que déclarer un principe : la Nation doit garantir la santé de ses citoyens, mais n'explique pas comment y procéder.

On peut donc affirmer que les droits énoncés dans ce Préambule donnent une protection incomplète. De fait, il n'existe aucun moyen permettant de sanctionner l'inertie du législateur qui ne mettrait pas en œuvre les droits contenus dans ce texte juridique. De surcroît, le législateur a une marge de manœuvre considérable pour concrétiser les droits-créances contenus dans ce Préambule. Précisons que les droits-créances se présentent comme la « *prétention légitime à obtenir de la collectivité, les interventions requises pour que soit possible l'exercice de la liberté*[53] ». Autrement dit, ce sont des droits qui permettent à un individu d'exiger certaines prestations ou actions de la part de l'État ou de la société pour pouvoir exercer un droit.

Enfin, les juges, lors de recours mentionnant les dispositions issues du Préambule, affirment parfois que ce texte ne peut être invocable que si le législateur est intervenu, au moyen d'une loi, pour clarifier certaines de ses dispositions.

Heureusement, le Conseil Constitutionnel a intégré le Préambule de la Constitution de 1946 dans le bloc de constitutionnalité. Le juge peut donc désormais contrôler l'effectivité des droits contenus dans le Préambule et donc le droit à la santé qui nous

---

[51] BORGETTO M. et LAFORE R., *Droit de l'aide et de l'action sociales*, LGDJ, 10ème éd. 2018, page 73.

[52] Ibidem

[53] BURDEAU G., *Les libertés publiques*, LGDJ, 1961, page 21.

intéresse. Ainsi, il peut désormais être amené à statuer sur le visa de l'alinéa 11 précité[54].

L'alinéa 11 du Préambule de la Constitution du 27 octobre 1946 protège la santé de tout un chacun. Les personnes sourdes peuvent donc se prévaloir de cette disposition : la Nation doit garantir leur santé et cela passe par la mise en place de dispositifs de soins adaptés à leur situation. En effet, une bonne santé requiert la garantie d'accéder aux soins malgré la barrière linguistique.

Enfin, dans le bloc de constitutionnalité, on trouve les principes à valeur constitutionnelle que l'on peut rattacher au droit d'accès aux soins des personnes sourdes.

C. Les différents principes à valeur constitutionnelle

Les principes à valeur constitutionnelle sont des principes qui ont été dégagés par le Conseil constitutionnel, cependant sans texte écrit par le législateur. Ils ont leur place dans le bloc de constitutionnalité français. Deux d'entre eux nous intéressent dans le cadre du droit d'accès aux soins.
Il s'agit du droit au respect de la dignité humaine[55] et du droit au respect de la vie privée[56].

Le droit au respect de la dignité humaine a trouvé à s'appliquer dans plusieurs décisions du Conseil constitutionnel. Concernant la santé, le Conseil a pu déjà statuer sur la question d'une législation relative à l'hospitalisation sans consentement[57].
La dignité implique du respect, de la considération ou des égards vis-à-vis d'un patient dans le cadre d'un parcours de soins.
Les personnes sourdes, doivent donc, elles aussi, être traitées avec respect et considération. Cela requiert une attention

[54] Voir en ce sens les décisions n°75-54 DC du 15 janvier 1975, IVG ou encore n°80-117 DC du 22 juillet 1980.
[55] Principe érigé dans une décision n°94-343/344 DC du Conseil constitutionnel, du 27 juillet 1994 « Bioéthique »
[56] Principe érigé dans une décision n°76-75 DC du 12 janvier 1977
[57] Décision n°2010-71 QPC du 26 novembre 2010

particulière et spécifique, du temps aussi, de la part des professionnels médicaux qui essaieront de s'adapter aux patients sourds qui ont le plus souvent du mal à comprendre ou à se faire comprendre. Ainsi, une relation de confiance pourra s'établir.
Idéalement et de manière légitime, les personnes sourdes sont en droit d'attendre que les professionnels médicaux s'expriment en langue des signes, mais du temps sera nécessaire pour parvenir à cet idéal.
Ce principe à valeur constitutionnelle revêt une importance particulière dans le droit d'accès aux soins des personnes sourdes. Car, nous le verrons, il est des situations où la dignité humaine de ces personnes est totalement absente et loin d'être atteinte. Nous en donnerons des illustrations concrètes ultérieurement (cf. notamment le Chapitre 2, dans la partie 2, sur les femmes sourdes enceintes et jeunes mamans sourdes).

Le deuxième principe à valeur constitutionnelle que l'on peut citer est celui du respect de la vie privée.
Ce principe a vocation à s'appliquer dans le cadre de la relation patient-médecin. Les personnes sourdes, comme les personnes entendantes, ont le droit à la confidentialité de leurs informations médicales. Le respect de la vie privée « *fournit d'abord une protection contre une intrusion dans l'intimité des personnes*[58] ». Dans le cadre du parcours de soins, cela implique donc que les personnes sourdes puissent être dans une relation duale médecin-patient sans la présence d'un tiers (membre de la famille, proche). Nous avons vu précédemment que les professionnels de santé pourraient être tentés de contacter la famille ou les proches du patient sourd, sans pour autant être malveillants, mais simplement pour une communication plus sûre, aisée, et plus rapide aussi, sur la santé de la personne.

Les dispositions issues du bloc de constitutionnalité que nous venons d'énumérer (Déclaration des droits de l'homme et du citoyen de 1789, Préambule de la Constitution de 1946 et

---

[58] MAZEAUD V., *La constitutionnalisation du droit au respect de la vie privée* in *Les nouveaux cahiers du Conseil constitutionnel* n°48 (Dossier vie privée), juin 2015, page 8

Principes à valeur constitutionnelle) sont très générales. Elles ne concernent pas directement les droits liés aux soins. Toutefois, il importe de prendre en compte ce cadre juridique général car c'est lui qui pose les préliminaires et les bases du droit d'accès aux soins de toute personne.
Il apparaît maintenant opportun, après avoir cité les normes fondamentales générales, d'examiner les normes issues des lois françaises.

§2 : Les dispositions législatives françaises

Deux lois ont été déterminantes pour les personnes sourdes en tant qu'elles sont en situation de handicap. Ce sont deux lois générales, issues du droit commun : la loi d'orientation du 30 juin 1975 d'orientation en faveur des personnes handicapées (A), suivie de la loi du 11 février 2005 relative à l'égalité des droits et des chances, la participation et la citoyenneté des personnes handicapées (B).

A. La loi du 30 juin 1975[59] d'orientation en faveur des personnes handicapées

Comme son nom l'indique, la loi du 30 juin 1975 est avant tout une loi d'orientation, en faveur des personnes handicapées. Ses dispositions ont été aujourd'hui fondues dans la loi du 11 février 2005 que nous allons étudier ultérieurement.
La loi du 30 juin 1975 est importante en ce qu'elle est la première loi, en France, relative au handicap de manière générale. Toute la politique actuelle relative aux personnes handicapées repose sur elle.
L'article premier de cette loi dispose que « *[...] les soins [...] du mineur et de l'adulte handicapé [...] constituent une obligation nationale. Les familles, l'État, les collectivités locales, [...] associent leur intervention pour mettre en œuvre cette obligation*

[59] Loi n°75-534 du 30 juin 1975 d'orientation en faveur des personnes handicapées

en vue notamment d'assurer aux personnes handicapées toute l'autonomie dont elles sont capables ».
La place de cet article dans cette loi, au commencement de celle-ci, est emblématique. Cela illustre l'importance attachée à l'accès aux droits fondamentaux des personnes handicapées, parmi lesquels on trouve l'accès aux soins. Notons au passage un extrait d'une autre loi, celle du 17 janvier 2002 de modernisation sociale, qui confirme ce droit fondamental aux soins : « *[...] l'accès du mineur ou de l'adulte handicapé physique, sensoriel ou mental aux droits fondamentaux reconnus à tous les citoyens, notamment aux soins [...]* [60]» est assuré.
Pour pouvoir exercer leurs droits fondamentaux, et notamment celui de l'accès aux soins, les personnes sourdes peuvent bénéficier d'aides financières relevant de la solidarité nationale[61]. Cette politique liée au handicap incombe à la Nation tout entière et justifie la prise en charge par l'État d'un certain nombre de prestations. C'est ce que retranscrit l'article L. 111-1 du code de la Sécurité Sociale : « *la Sécurité Sociale est fondée sur le principe de solidarité nationale* ». Autrement dit, la Nation, par ses citoyens, ses administrations, assure la compensation financière liée au handicap de ces personnes.
La finalité assignée à l'octroi de ces prestations est celle d'assurer aux personnes handicapées toute l'autonomie dont elles sont capables[62].
La loi du 30 juin 1975, loi d'orientation, ne dit mot sur l'exercice ou sur la mise en œuvre du droit fondamental aux soins des personnes handicapées. Elle en rappelle simplement l'importance. On peut supposer que l'octroi d'aides financières peut aider les personnes en situation de handicap à mieux accéder aux soins. Une personne sourde pourrait souhaiter la présence

[60] Loi n°2002-73 de modernisation sociale du 17 janvier 2002. Voir en ce sens l'article L.114-1 du code de l'action sociale et des familles.
[61] Voir en ce sens l'article L. 114-1 du code de l'action sociale et des familles : « *Toute personne handicapée a droit à la solidarité de l'ensemble de la collectivité nationale, qui lui garantit, en vertu de cette obligation, l'accès aux droits fondamentaux reconnus à tous les citoyens ainsi que le plein exercice de sa citoyenneté.* »
[62] Voir en ce sens l'alinéa 2 de l'article L114-1-1 du code de l'action sociale et des familles

d'une interprète en langue des signes lors d'une visite médicale afin d'établir la communication entre elle et son médecin. La prestation peut alors être destinée à rémunérer cette aide humaine.
La loi du 11 février 2005, relative à l'égalité des droits et des chances, la participation et la citoyenneté des personnes handicapées, abroge la loi du 30 juin 1975 mais reprend une partie de ses dispositions.

B. La loi du 11 février 2005 relative à l'égalité des droits et des chances, la participation et la citoyenneté des personnes handicapées

La loi du 11 février 2005 a réformé en profondeur la loi du 30 juin 1975. Elle conserve toutefois sa philosophie générale liée notamment au droit à la compensation du handicap, laquelle est prise en charge par la collectivité, sur le fondement de la solidarité.
La notion de solidarité est emblématique en droit de la Sécurité Sociale et de l'aide et de l'action sociales. C'est elle qui fonde la Sécurité Sociale, laquelle est basée sur le principe de solidarité.
A ce titre, il convient de souligner ce que recouvre la solidarité en droit et comment elle peut se justifier. Selon le Professeur M. Borgetto, la solidarité a pour origine « *le besoin éprouvé par les hommes de s'entraider*[63] ». Cette solidarité permet la réalisation du pacte social qui postule que « *chacun mette en commun sa personne et toute sa puissance sous la suprême direction de la volonté générale [...]*[64] ». Ce pacte social permet la paix puisque l'engagement est réalisé par « *chacun* ».
Aussi, si tous les citoyens participent à la solidarité nationale, y compris les personnes handicapées, via le paiement de l'impôt, en permettant le financement des prestations sociales des personnes handicapées, ces dernières peuvent être incluses dans la société. L'ambition de cette loi serait alors réalisée : les

---

[63] BORGETTO M., *La notion de fraternité en droit public français. Le passé, le présent et l'avenir de la solidarité*, LGDJ, 1993, page 96.
[64] ROUSSEAU J-J., *Du contrat social*, Livre 1, Chapitre VI : *Du pacte social*, éd. Livre de poche, 1996

personnes handicapées, en percevant des prestations fondées sur la solidarité nationale peuvent atteindre une égalité des droits, des chances et participer à la vie de la cité.
La loi de 2005 est remarquable car pour la première fois elle livre une définition juridique de la notion de « handicap ». Elle insère un nouvel article L.114 dans le code de l'action sociale et des familles ainsi rédigé : « *Constitue un handicap, au sens de la présente loi, toute limitation d'activité ou restriction de participation à la vie en société subie dans son environnement par une personne en raison d'une altération substantielle, durable ou définitive d'une ou plusieurs fonctions physiques, sensorielles, mentales, cognitives ou psychiques, d'un polyhandicap ou d'un trouble de santé invalidant.* ».
La surdité constitue donc un handicap sensoriel qui limite certaines activités ou la participation à la vie en société.
En matière de santé et de soins, lors d'un rendez-vous médical, une personne sourde peut rencontrer des difficultés à se faire comprendre et à comprendre ce qui lui est expliqué car un bon dispositif de communication n'est souvent pas mis en place.
L'article 78 de cette même loi prévoit l'accessibilité des services publics, notamment des hôpitaux publics et privés participant au service public hospitalier.
L'accessibilité des services publics préconisée par la loi du 11 février 2005 et le service de prestation de compensation du handicap, prévu par le code de l'action sociale et des familles, constituent un réel progrès dans la reconnaissance du handicap et sa prise en compte concrète. Ils devraient normalement faciliter l'accès aux soins des personnes sourdes. Cependant, comme nous le verrons ultérieurement, cette « accessibilité » n'est pas toujours effective pour les personnes sourdes. Notamment, la présence d'un interprète en langue des signes dans les hôpitaux n'est pas encore généralisée. Il subsiste toujours un écart important entre cette grande et « belle » idée de l'accessibilité et comment elle est concrètement traduite sur les lieux de soins.

En sus de ces dispositions législatives qui permettent d'encadrer l'accès aux soins des personnes sourdes, il convient également d'aborder les droits des personnes malades contenus dans le code de la santé publique.

II- Les dispositions spéciales issues du code de la santé publique

La loi Kouchner n°2002-303 du 4 mars 2002, relative aux droits des malades et à la qualité du système de santé, a eu pour ambition de placer le malade au cœur du système de santé. Notamment, le malade doit pouvoir être acteur de sa santé et codécideur avec le corps médical en participant à la décision médicale, en ayant une information complète et accessible.
L'ambition de cette loi a été aussi de rompre avec l'attitude paternaliste qui a longtemps subsisté dans le domaine sanitaire consistant à présumer que le malade n'avait pas de volonté, qu'il était objet de droit et non sujet de droit. Pour rompre avec ce paternalisme sanitaire, la loi Kouchner reconnaît des droits aux malades. Ces droits permettent de corriger l'asymétrie qui existe entre le médecin et le malade.
Cette asymétrie est d'autant plus palpable dans la relation médecin-malade sourd du fait du handicap de ce dernier. Le patient sourd se trouve, le plus souvent, dans une situation d'infériorité face au médecin.

Nous analyserons successivement les droits emblématiques énoncés par la loi Kouchner qui nous intéresseront dans le cadre du sujet étudié. Les personnes sourdes, dans leurs soins, sont titulaires de ces droits.

Au préalable, il importe de relever que chaque droit propre à la personne (Paragraphe 1) et au malade (Paragraphe 2) correspond diamétralement à une obligation pour le professionnel de santé.

§1 : Les droits fondamentaux de la personne

Le code de la santé publique rappelle des droits fondamentaux généraux attachés à la personne. Nous présenterons les plus importants. Ces droits sont ceux de l'égalité dans l'accès aux soins (A), le droit à être traité dignement (B) et celui de l'interdiction de discrimination (C).

A. Le droit à l'égal accès aux soins

En vertu de l'article L 1110-1 du code de la santé publique : « *le droit fondamental à la protection de la santé doit être mis en œuvre par tous moyens disponibles au bénéfice de toute personne* ». Les différents acteurs de la santé, « *professionnels, établissements et réseaux de santé, les organismes d'assurance maladie ou tous autres organismes participant à la prévention et aux soins, et les autorités sanitaires* » doivent contribuer « *avec les usagers, à développer la prévention, garantir l'égal accès de chaque personne aux soins nécessités par son état de santé et assurer la continuité des soins et la meilleure sécurité sanitaire possible* ».

Il importe de souligner que l'objectif de protection de la santé publique constitue un principe à valeur constitutionnelle[65]. Il s'agit donc d'un droit fondamental.

Lorsque l'on parle de « droit fondamental », cela s'entend d'un droit qui est essentiel, primordial ou encore prééminent. Sa définition n'est pas aisée et le doyen G. Cornu n'hésite pas à affirmer qu'il s'agit d'un « *mot-valise fourre-tout*[66] ».

Il tente d'en donner une définition et explique que « *les droits fondamentaux sont les droits proclamés comme tels par diverses sources juridiques [...] dont la notion varie d'une doctrine à l'autre [...]. Il s'agit d'un ensemble hétérogène de véritables droits, libertés, de véritables droits subjectifs et de multiples « droits à ... », de principes [...], d'interdictions [...], de protections [...], de droits universels ou particuliers [...]*[67] ».

Cet article rappelle non seulement le droit fondamental à la protection de la santé mais rappelle aussi le principe d'égalité.

Une personne sourde, a-t-elle un égal accès aux soins comme tout un chacun ? Cette égalité d'accès concerne plusieurs aspects. Les personnes sourdes bénéficient-elles de la même qualité de soins que les personnes entendantes ? Ont-elles un accès aux soins adapté à leur handicap ? Cet accès est-il équitablement réparti sur le territoire français ?

---

[65] Conseil constitutionnel, 15 janvier 1975, IVG, n°74-54 DC

[66] CORNU G., *Vocabulaire juridique*, PUF, 10ème édition, sous le terme « fondamental,ale,aux », page 465.

[67] *Ibidem*

Ce sont ces questions-là que nous allons aborder ultérieurement. En sus du droit à l'égal accès aux soins, les personnes sourdes ont le droit d'être traitées de manière digne.

B. Le droit à être traité dignement

Le droit à la dignité est exprimé dans de nombreux dispositifs juridiques. Il est proclamé dans le bloc de constitutionnalité[68], dans le droit international[69] mais aussi dans différentes législations nationales françaises[70].
Dans le code de la santé publique, c'est l'article L.1110-2 qui proclame ce droit : « *la personne malade a droit au respect de sa dignité* ».
La dignité peut se définir comme le respect, la considération, les égards que doivent recevoir une personne.
Cette disposition est davantage proclamatrice que normative. En effet, la dignité est proclamée dans le bloc de constitutionnalité et est essentiellement protégée par la Convention européenne des droits de l'homme.
Il existe peu de jurisprudence à ce sujet et le contentieux en la matière est assez faible.
Pourtant, concernant les soins prodigués aux personnes sourdes, la question de la dignité pourrait être soulevée plus fréquemment. En effet, la dignité attachée aux personnes sourdes dans le cadre de leurs soins n'est pas toujours effective.
Nous illustrerons ce manque de dignité notamment dans le contexte de la maternité, de l'accouchement de jeunes mamans sourdes. Ce manque de dignité peut aussi être relevé lorsque le patient sourd, ne pouvant s'exprimer à l'oral, ne peut pas échanger avec le médecin. Dans ce cas-là, le paternalisme historique du médecin est de retour. C'est lui qui prendra, le plus souvent, les décisions médicales pour le patient sourd.

---

[68] Voir en ce sens le principe à valeur constitutionnelle dégagé par le Conseil constitutionnel dans une décision du 27 juillet 1994, Bioéthique.

[69] Voir en ce sens le du préambule de la Convention relative aux droits des personnes handicapées (a), l'article 3 de la Convention européenne des droits de l'homme ou encore l'article 2 du traité sur l'Union européenne.

[70] Voir en ce sens l'article 16 du code civil ou encore l'article 225-4-9 du code pénal relatif aux atteintes à la dignité de la personne.

Un autre droit important proclamé dans le code de la santé publique est celui de ne pas faire l'objet de discrimination.

C. L'interdiction de discrimination dans les soins

L'article L.1110-3 du code de la santé publique dispose qu' « *aucune personne ne peut faire l'objet de discrimination dans l'accès à la prévention ou aux soins* ».
Cet article prévoit que « *les modalités d'application du présent article sont fixées par voie réglementaire* ». Or en l'absence de décret d'application, il est à ce jour difficile d'appliquer cet article. On peut donc le qualifier d'inefficace et d'inefficient. De plus, c'est au patient de prouver qu'il y a discrimination et cela n'est pas aisé d'apporter les preuves d'un tel agissement.
Cet article fait référence aux « *refus de soins discriminatoires* [71] » par lequel le médecin refuse de soigner son patient en raison de ses faibles ressources financières ou de son handicap par exemple.
Pour les personnes sourdes, c'est surtout le défaut de communication qui peut participer à leur discrimination dans le domaine de la santé.
Or, cela est contraire à la charte de la personne hospitalisée lorsque la personne sourde fait l'objet d'un séjour à l'hôpital. En effet, selon cette charte, « *tous les établissements de santé doivent contribuer à garantir l'égal accès de chaque personne aux soins requis par son état de santé. Aucune personne ne doit être l'objet d'une quelconque discrimination que ce soit en raison de son état de santé, de son handicap, de son origine [...].* ».
On peut également relever, dans le code de la santé publique, une disposition relative au refus de soins. Elle est située à l'article L.4122-1 qui assigne aux ordres des professions médicales la mission d'évaluer le degré de respect du principe de non-discrimination en matière de refus de soins, qui se rattache à l'article L.1110-3 du même code.

---

[71] Voir en ce sens le commentaire sous l'article L. 1110-3 du code de la santé publique.

Toutes ces dispositions juridiques qui protègent l'interdiction de discriminations sont nombreuses. Tout serait mis en œuvre pour un bon accès aux soins des personnes sourdes, lesquelles ne devraient pas être inquiétées de refus discriminatoires en raison de leur handicap.
Dorénavant, nous allons aborder les droits spécifiques des usagers à l'hôpital.

§2 : Les droits spécifiques des usagers

Nous allons aborder quelques droits relatifs aux usagers contenus dans le code de la santé publique qui peuvent étayer le droit des personnes sourdes dans leur accès aux soins.
Ce sont le droit à une information claire pour donner un consentement éclairé (A), le droit au respect de la confidentialité des informations médicales du patient (B) et son droit à choisir son médecin et son établissement de santé (C).

A. Le droit à une information médicale claire et loyale pour un consentement libre et éclairé

L'article L.1111-2 du code de la santé publique affirme que « *toute personne a le droit d'être informée sur son état de santé. Cette information porte sur les différentes investigations, traitements ou actions de prévention qui sont proposés, leur utilité, leur urgence éventuelle, leurs conséquences, les risques fréquents ou graves normalement prévisibles qu'ils comportent ainsi que sur les autres solutions possibles et sur les conséquences prévisibles en cas de refus* ».
Le droit à l'information est alors très large. Il s'agit d'une importante obligation incombant au médecin qui doit réellement délivrer toutes les informations à son patient, afin qu'il puisse décider en connaissance de cause, pour prendre une décision concernant sa santé.
Cette délivrance de l'information est la condition *sine qua non* d'un consentement éclairé pour le patient.
C'est l'article L.1111-4 du code de la santé publique qui pose le principe d'un consentement éclairé et libre des patients : « *Aucun*

acte médical ni aucun traitement ne peut être pratiqué sans le consentement libre et éclairé de la personne et ce consentement peut être retiré à tout moment ».

Contrairement aux idées reçues, la difficulté face à un patient sourd à l'hôpital ou chez un médecin, ce n'est pas sa surdité. C'est la mauvaise utilisation des modes de communication qui est source de difficultés et qui rend inefficients la délivrance de l'information et le consentement du patient.

Les médecins, face à un patient sourd, peuvent craindre de ne pas savoir communiquer avec lui, de ne pas le comprendre, ni de se faire comprendre. Comme cela a été soulevé dans un documentaire réalisé par Esther London, infirmière sourde, « *les médecins, vis-à-vis des patients sourds disent juste : « ça va, t'inquiètes pas, ce n'est pas grave, tu ne vas pas mourir*[72] ».

Or, ces difficultés liées à la communication peuvent pourtant très vite être éliminées en faisant appel à un interprète en langue des signes, une interface de communication professionnelle ou encore en ayant recours à un dispositif technique de retranscription écrite.

Le docteur Dagron, qui soignait les personnes sourdes à l'hôpital parisien la Pitié Salpêtrière, souligne dans ce même documentaire que : « *seule l'utilisation de la langue des signes peut éviter au sourd l'angoisse de ne rien savoir et de tout supposer* ».

Les personnes sourdes peuvent donc se prévaloir de cette disposition pour revendiquer une information médicale « *claire, loyale et appropriée* » du médecin tel que cela est prévu à l'article R.4127-35 du code de la santé publique.

Les personnes sourdes, dans le cadre de leur parcours de soins, ont droit également au respect de la confidentialité des informations médicales les concernant.

[72] E. LONDON, *Les patients du silence*, Doriane Films, 2005

B. Le droit au respect de la confidentialité des informations médicales

L'article L.1110-4 du code de la santé publique organise le droit au respect de la vie privée des patients. Il dispose que « *Toute personne prise en charge par un professionnel de santé, un établissement ou service, [...] a droit au respect de sa vie privée et du secret des informations la concernant.* ».

Cet article précise le champ de ce secret médical. Il couvre « *l'ensemble des informations concernant la personne venues à la connaissance du professionnel, de tout membre du personnel de ces établissements, services ou organismes, et de toute autre personne en relation, de par ses activités, avec ces établissements ou organismes. Il s'impose à tous les professionnels intervenant dans le système de santé* ».

L'article L.1110-4-1 organise aussi le partage des informations de santé à caractère personnel. Ce partage d'information peut avoir lieu entre les professionnels de santé qui soignent un patient dans le but de lui prodiguer les meilleurs soins possibles. Ce partage d'information est justifié lorsque les professionnels médicaux travaillent ensemble pour un même patient.

Comme nous l'avons vu, dans le cadre de leurs soins, les personnes sourdes peuvent être accompagnées de tiers car la plupart du temps, elles savent d'avance qu'il pourra exister une difficulté dans la communication avec le professionnel de santé. Or, la présence de ces tiers est discutable.

Bien que ce tiers puisse être un réconfort pour le patient et un soulagement pour le médecin, il peut y avoir certaines limites. Face à ce tiers, qui peut être la famille, un proche, un ami, le sourd qui souhaite bénéficier de soins peut éprouver de la gêne et ainsi ne pas tout dire au médecin. Mais lorsque le sourd se confie pleinement au médecin, en la présence du tiers, la confidentialité du secret médical est alors mise en péril.

Cette disposition légale permettrait alors aux personnes sourdes de pouvoir recourir à des tiers uniquement professionnels, comme un interprète, qui seraient eux aussi soumis au secret.

Le patient sourd a un autre droit dont il peut se prévaloir et qui est organisé par le code de la santé publique. Il s'agit du libre choix du médecin et de son établissement de santé.

C. Le libre choix du médecin et de son établissement de santé

Selon l'article L.1110-8 du code de la santé publique, « *Le droit du malade au libre choix de son praticien et de son établissement de santé et de son mode de prise en charge, sous forme ambulatoire ou à domicile en particulier lorsqu'il relève de soins palliatifs [...], est un principe fondamental de la législation sanitaire* ».

Des limites peuvent être liées à ce principe en raison : « *des différents régimes de protection sociale,* [suivant la] *considération des capacités techniques des établissements, de leur mode de tarification et des critères de l'autorisation à dispenser des soins remboursables aux assurés sociaux* ».

Cette disposition, tantôt elle prône la liberté de choix du médecin par le patient, tantôt elle l'atténue par de nombreuses limites.

Les personnes sourdes, comme toutes personnes, doivent avoir la liberté de choisir leur médecin, leur mode de prise en charge et leur établissement de santé.

Généralement, les personnes sourdes vont s'orienter vers des structures de soins qui leur sont dédiées et qui sont accessibles pour elles du fait d'un accueil et d'un parcours de soins réalisés en langue des signes.

Si les personnes sourdes sont « contraintes » d'aller uniquement vers les établissements de santé qui prévoient un accueil adapté à leur handicap, peut-on dire que leur liberté de choix du médecin, de l'établissement et de forme de prise en charge soit vraiment assurée ? De plus, en étant « contraintes » d'aller uniquement vers ces établissements qui leur sont accessibles, peut-on dire qu'elles ont un égal accès aux soins comme tout un chacun ?

C'est ce que nous allons étudier dorénavant dans le présent travail de recherche.

Quoiqu'il en soit, on peut l'affirmer : la loi Kouchner, du 4 mars 2002, a prévu un panel de droits dynamiques pour les malades afin de les placer au cœur du dispositif, conformément à l'exposé des motifs de la loi. Les personnes sourdes peuvent s'en prévaloir et les mobiliser afin de pouvoir exercer leur droit d'accès aux soins.

De plus, les normes issues du bloc de constitutionnalité prévoient, elles aussi, des dispositions en matière de santé et dont peuvent se prévaloir les personnes sourdes.

Le caractère fondamental de ces normes, de nature constitutionnelle, devrait leur permettre d'avoir un accès aux soins effectif, efficient et de qualité.

Tous ces droits relatifs aux malades sourds sont bien inscrits dans le bloc de constitutionnalité, dans la loi, dans le code de la santé publique, mais qu'en est-il concrètement, en pratique ?

Ces droits fondamentaux des personnes et des malades que nous avons énumérés successivement sont-ils réellement mobilisés par et pour les sourds ? Ces derniers se prévalent-ils en pratique de ces dispositions ?

Titre 2 : Les dispositions spécifiques du droit d'accès aux soins reconnues aux personnes sourdes

Il s'agira, dans le cadre de cette sous-partie, de présenter les solutions apportées par la législation française pour un droit d'accès effectif aux soins des personnes sourdes.

Selon le doyen G. Cornu, l'effectivité est le « *caractère d'une règle de droit qui produit l'effet voulu, qui est appliquée réellement* ». La garantie qu'un droit puisse être effectif implique qu'il y ait des juges pour sanctionner son non-respect. Concrètement cela signifie, par exemple, que si le droit au respect de la vie privée dans le cadre de l'accès aux soins n'est pas effectif pour un patient, le juge pourra prononcer une condamnation. Le juge sera garant de ce droit.

Comme le rappelle le professeur M. Fabre-Magnan dans un ouvrage d'introduction au droit, la règle de droit se caractérise par sa généralité. « *Traditionnellement, la règle de droit s'adresse à tous les citoyens, du moins à des catégories générales*[73] ». La loi doit être générale et la même pour tous. Une règle de droit est supposée être élaborée pour régler les « *cas les plus nombreux*[74] ». Créer une règle de droit trop spécifique, pour un petit groupe d'intéressés, c'est « *dévoyer*[75] » l'objectif de justice qui doit résider dans toute cité.

Toutefois, face à cette affirmation, il apparaît important de rappeler que dans des situations précises, la règle de droit doit être adaptée et spécifiée. Cela peut être le cas lorsqu'elle s'adresse à des minorités, telle la population sourde. Cette spécificité est légitimée par l'idée d'équité. Cette dernière renvoie à la notion de « *justice naturelle dans l'appréciation de ce qui est dû à chacun*[76] ». Le professeur explique que « *l'équité*

---

[73] FABRE-MAGNAN M., *Introduction à l'histoire du droit,* PUF, 3ème édition, 2016, pages 19 et 20.
[74] *Ibidem*
[75] *Ibidem*
[76] Le petit Robert, sous le terme « équité », Robert Seuil, 2000, page 902.

renvoie souvent en effet à l'idée de pallier la rigidité du droit liée à sa généralité ».

Les personnes sourdes, aspirent, comme tous les autres membres de la société à une qualité de vie qui passe par la santé et donc par un accès aux soins effectif. Il s'agit d'un droit fondamental comme nous venons de le voir dans cette première partie. Pour se soigner, les personnes sourdes le font-elles d'une manière particulière ? Comment s'y prennent-elles ? Le droit doit-il s'adapter de manière spécifique à cette minorité ?

Nous nous intéresserons à la manière dont le droit permet la mise en place concrète de dispositifs de soins adaptés aux personnes sourdes. Nous verrons que cela passe majoritairement par l'ouverture d'unités d'accueil et de soins en langue des signes (Chapitre 1) mais aussi par le développement de soins ambulatoires pour les sourds (Chapitre 2).

Chapitre 1 : La mise en place d'unités d'accueil et de soins en langue des signes

Dans le contexte de l'épidémie de sida, eu égard au constat d'une carence criante de l'offre de soins pour les personnes sourdes, des unités d'accueil et de soins en langue des signes se sont mises en place (Section I). Peu à peu, ces unités ont vu le jour de manière plus ou moins homogène sur le territoire français (Section II).

Pour rappel, le sida est un syndrome d'immunodéficience acquise. Il s'agit d'une pathologie qui affaiblit le système de défense de l'organisme. Le virus s'est développé au début des années 1980 et est encore actif à ce jour. Il circule actuellement de manière importante, notamment en Afrique. Il se transmet par voie sexuelle, par voie sanguine, en particulier pour des toxicomanes qui utilisent des seringues et la partagent, ou encore par transmission de la mère à l'enfant lors d'une grossesse.

Les personnes sourdes, vivant comme toute personne, peuvent, elles aussi, par ces trois voies, contracter le virus du sida et potentiellement le transmettre.

I- Le constat d'une carence criante de l'offre de soins pour les personnes sourdes en France

C'est dans le contexte de l'épidémie de sida (couvrant la période de 1983 à 1995) que s'est révélée de manière particulièrement criante la carence dans l'offre de soins aux personnes sourdes. Nous verrons comment celles-ci ont été mises à l'écart des campagnes d'information et de prévention de cette maladie. Cette mise à l'écart n'a pas été volontaire, certes, mais elle a été bien réelle du fait d'une méconnaissance des difficultés des personnes sourdes par les acteurs de santé (Paragraphe 1). Puis, nous verrons quels ont été les premiers pas vers une offre de soins adaptée à leur handicap et à leurs spécificités linguistique et culturelle (Paragraphe 2).

Pour rappel, comme nous l'avons évoqué dans l'introduction de ce présent mémoire de recherche, il est difficile de définir ce qu'est une personne sourde. Il existe des sourds qui parlent, d'autres qui signent. Certains sont équipés d'aides auditives et d'autres non. Certains sont sourds de naissance, d'autres sont devenus sourds, d'autres encore sont sourds de vieillesse. Enfin, il y a ceux qui se disent appartenir à la communauté et donc à la culture sourde, et d'autres non.
Il importe donc de bien les nommer et les définir pour notre étude.
En l'espèce, nous parlons de la minorité de sourds qui pratique la langue des signes française, majoritairement illettrée[77] et représente une moyenne de 250 000 sourds signants[78] en France. Ceux-ci, du fait de leur difficulté à communiquer et à se faire comprendre, restent encore trop souvent à l'écart de la société et donc à l'écart du système de soins.

§1 : Le contexte d'épidémie de sida révélant les carences de l'offre de soins pour les sourds

Comme nous avons pu le voir dans l'introduction de ce mémoire, l'histoire des sourds montre qu'ils ont été longtemps ignorés, mis de côté, et non considérés comme des êtres humains à part entière. Aujourd'hui encore, leur dignité est souvent mise à mal. Dans les années 1980, l'épidémie de sida qui s'est propagée a révélé que les sourds avaient été complètement oubliés. On a donc réalisé que ces carences d'informations à leur encontre constituaient un « *véritable problème de santé publique* » selon des médecins[79] au contact de sourds.

Nous allons, dans un premier temps, faire le constat que les personnes sourdes avaient un accès très limité aux informations

---

[77] Aucun chiffre officiel ne recense le taux d'illettrisme parmi les sourds. Le seul chiffre que l'on peut évoquer est celui issu du rapport D. Gillot, *Le droit des sourds : 155 propositions*, 1998, page 90 : « *80% des sourds profonds sont illettrés* ».
[78] Signant : pratiquant la langue des signes française
[79] Notamment les docteurs J. Dagron et A. Karacostas.

sanitaires durant cette pandémie (A) et voir quelles en ont été les conséquences néfastes (B).

A. Un accès aux informations sanitaires problématique

On estime à 80%[80] le nombre de personnes sourdes profondes qui sont illettrées, c'est-à-dire partiellement ou totalement incapables de lire ou d'écrire. Nous comprenons de ce fait que leur accès aux soins est d'autant plus difficile. Les patients sourds ont des lacunes dans leurs connaissances physiologiques (1), ils ne saisissent pas le contenu des campagnes de prévention (2) et ils appréhendent difficilement le vocabulaire médical (3).

1) Des lacunes dans les connaissances du patient

Les personnes sourdes, à la différence des personnes entendantes, ne sont pas baignées dans un bain permanent d'informations orales (télévision, informations, conversations, radio, téléphone, etc.). Privées de la plupart de ces accès aux informations, elles n'en bénéficient pas au pas même titre que les personnes entendantes.

C'est ce qu'illustre le docteur J. Dagron dans son ouvrage précité[81]. La population sourde a des carences sur la « *physiologie humaine* ». Lors d'une de ses consultations, il relate : « *un adulte sourd n'était pas convaincu du résultat négatif de son dépistage au virus du sida car son sang avait été prélevé sur son bras gauche et il pensait que si on prélevait à un autre endroit du corps, on pourrait trouver le virus* ». Cela démontre que cette personne sourde n'avait manifestement aucune notion sur la circulation du sang dans le corps. Cela est surprenant car les connaissances biologiques de base sont pourtant indispensables pour prendre en charge ses problèmes de santé et se soigner correctement. Généralement, les personnes sourdes, n'ayant que des connaissances limitées sur leur

---

[80] GILLOT D., *Le droit des sourds : 155 propositions*, 1998, page 90 « *80% des sourds profonds sont illettrés* ».

[81] DAGRON J., *Sourds et soignants, deux mondes une médecine*, Réflexion du temps présent, 1998, page 75

physiologie ne consultent les médecins que lorsque leur état de santé est critique. Elles attendent donc le dernier moment pour recourir au médecin, dans les services d'urgence.

Aussi, cette épidémie de sida a révélé que non seulement il existait, chez les personnes sourdes, une carence sur leurs connaissances du corps humain et de sa physiologie mais aussi sur celles liées au VIH.

2) Les campagnes de prévention sources de malentendus

De manière générale, dans les affiches de prévention élaborées sous l'égide du Ministère de la Santé, il y a souvent des jeux de mots ou des textes compliqués qui ne sont pas toujours abordables, ni compréhensibles, pour les personnes sourdes. C'est le cas de ce slogan ci-après. En voyant le pictogramme du préservatif qui remplace la lettre O du mot « STOP », certaines personnes sourdes ont compris qu'il fallait arrêter l'usage du préservatif.

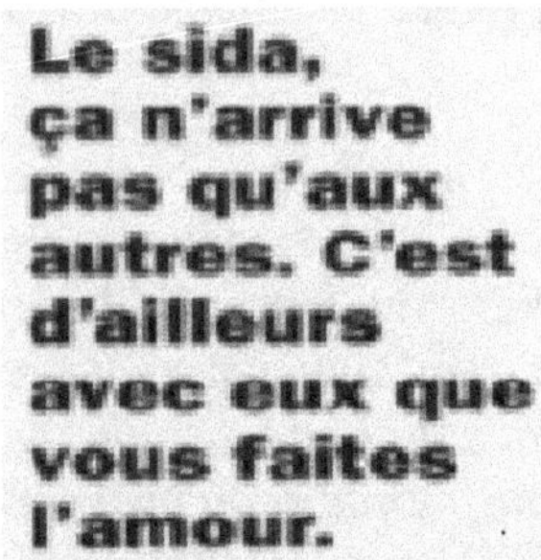

Affiche de prévention contre le sida, réalisée par le Ministère de la santé dans les années 1990.

Un autre fait illustre que les personnes sourdes avaient un manque cruel d'informations et que le peu qu'elles percevaient était source de malentendus. Ne percevant pas les sons par les oreilles, elles ont un sens de la vue d'autant plus développé. Elles sont alors moins attentives aux textes et prêtent davantage attention aux images.
De fait, dans une brochure québécoise de prévention diffusée à cette même époque, le virus du sida est représenté par une boule

orange avec des pics. Les personnes sourdes, n'ayant pas prêté attention au texte de la brochure, ont cru qu'il s'agissait d'un soleil et en déduisaient que le virus du sida pouvait s'attraper après une exposition au soleil.

3) Un vocabulaire médical complexe à appréhender

Etant donné qu'une frange importante de la population sourde, pratiquant la langue des signes, est illettrée, ces personnes ont du mal à appréhender le vocabulaire médical utilisé par les professionnels de santé. Seuls quelques rares médecins utilisent encore des planches anatomiques pour expliquer le fonctionnement du corps humain ou, simplement, pour apprendre aux personnes sourdes à mieux connaître leur physiologie. En effet, comme les personnes sourdes sont très visuelles, ces planches sont tout à fait adaptées pour elles.

Généralement, les médecins, faute de temps ou de patience face au handicap de la surdité mal connu, ne prennent pas le temps d'expliquer à la personne sourde certains éléments d'une pathologie. Par exemple : écrire un mot qui n'aura pas été compris par la personne sourde ou en expliquer sa signification.

De plus, de nombreux termes médicaux n'ont pas eu leur place dans la langue des signes. Il a fallu attendre la création d'un diplôme universitaire en 2008, « *dire la santé en LSF* », pour que le personnel soignant, avec l'aide de professeurs de langue des signes puissent créer et diffuser le vocabulaire médical.

Dans un court-métrage d'E. London, que nous avons évoqué plus haut, il est relaté que les médecins, face aux personnes sourdes se « contentent » de dire « *ne vous inquiétez pas, tout va bien, vous n'allez pas mourir* ». De manière générale, les médecins abrègent donc les informations délivrées aux personnes sourdes sur leur état de santé. Cela pose problème quant au droit à recevoir des informations claires et complètes relatives à son état de santé, droit prévu par le code de la santé publique.

Enfin, il existe un autre élément démontrant la difficulté que peuvent avoir les personnes sourdes avec le langage médical. Celles qui se faisaient dépister du virus du sida, en découvrant le résultat « positif », pensaient être saines et sauves.
« Le médecin m'avait écrit sur un morceau de papier que j'étais « séro + ». En langue des signes, positif veut dire optimiste, bénéfique. Je n'avais rien compris, j'étais content. Je pensais que j'étais en bonne santé avec un sang efficace[82] *»*. Ce témoignage, anonyme, démontre bien que l'usage du langage vocal pour soigner les sourds entraîne des contresens importants. Il est apparu dès lors urgent de mettre en place des dispositifs de soins adaptés aux personnes sourdes, c'est-à-dire des soins dispensés dans leur langue mais aussi à leur niveau de compréhension.

B. Les lourdes conséquences dues au manque d'accès aux informations sanitaires par les personnes sourdes

Comme l'avance de manière particulièrement tragique la juriste sourde-aveugle, Madame Kertudo[83], *« ils sont sourds, ils ne communiquent que par signes, ils ne savent ni lire, ni écrire »*. Le plus souvent, ils viennent de milieux pauvres et n'ont pas eu accès à l'éducation, ni à la culture. Ce sont des personnes isolées. *« Ils ne connaissent personne qui peut les aider, arrêter, peut-être, à un moment, si c'est encore possible, cette machine qui s'avance vers eux comme un rouleau compresseur, cette justice et la société dans sa toute-puissance arbitraire, qui leur dit et répète ça : tu n'es rien, tu n'es personne*[84] *»*.
Ces propos écrits par l'auteure datent de 2010 et sont donc relativement récents. Mais à l'époque de l'épidémie du sida, cette affirmation était d'autant plus prégnante. Les sourds avaient réellement le sentiment de n'être « *personne* » et de n'avoir aucune place dans la société.

---

[82] DAGRON J., *Sourds et soignants, deux mondes une médecine,* Réflexion du temps présent, 1998, page 75
[83] KERTUDO A-S., *Est-ce qu'on entend la mer à Paris ? Histoire de la permanence juridique pour les sourds*, L'Harmattan, 2010, page 66
[84] *Ibidem.*

Cette juriste explique que « *grâce, le mot est choquant mais totalement adapté, aux centaines de sourds morts du sida dès le début de l'épidémie, faute d'information dans la communauté sourde*[85] », le docteur Dagron, a pu ouvrir le premier dispositif d'accueil de soins pour personnes sourdes. Il avait ainsi pu faire tomber les arguments financiers et inciter les pouvoirs publics à proposer de tels dispositifs.
En effet, il n'existait à cette époque-là aucune campagne en langue des signes accessible aux personnes sourdes, aucune structure publique pour accompagner cette population isolée. Et les faits sont là : des centaines de sourds sont morts du sida, dans l'ignorance de leur pathologie.
Cette épidémie a donc révélé au grand jour l'inaccessibilité aux soins des personnes sourdes. Cela a entraîné des morts par centaines. A cette époque, une action en justice aurait pu être engagée contre l'État. Cependant, comme nous le verrons, les sourds sont peu familiarisés avec la justice et de ce fait la responsabilité de l'État n'a pas été mise en cause.

Il est à ce titre, intéressant de faire un parallèle avec l'actualité et de constater que cette situation a évolué. Dans le contexte actuel d'épidémie de coronavirus, les campagnes télévisées d'information et de prévention sont majoritairement retranscrites en langue des signes et sous-titrées. Une partie des allocutions présidentielles ou ministérielles ont été traduites, en direct, en langue des signes.
Ceci nous permet d'observer un progrès significatif qui permet aux sourds d'avoir accès, comme tout un chacun, aux campagnes de prévention et de se faire soigner. Les médias tendent à prendre de plus en plus en considération les personnes sourdes en favorisant leur accès à l'information concernant le coronavirus.

L'épidémie de sida a été un révélateur de l'inaccessibilité aux soins des personnes sourdes. Comme l'a affirmé un ministre, Jonathan Mann, « *le sida a arraché les voiles qui recouvraient pudiquement les insuffisances et les inégalités dans la manière*

---

[85] *Ibidem.*

dont sont organisés les services médicaux[86]». Cette épidémie a rendu plus visible la population sourde et a conduit l'État à combler des lacunes dans l'offre de soins à ces personnes.

§ 2 : Les premiers pas vers la mise en place de dispositifs accessibles aux personnes sourdes

Les premiers pas vers l'ouverture d'unités de soins accessibles ont pu émerger grâce à l'action impulsée par le groupe AIDES (A). Cela a donné lieu à la première consultation expérimentale pour personnes sourdes (B).

A. L'importance de l'action impulsée par le groupe AIDES

AIDES est une association française qui a pour ambition de lutter contre le VIH. Elle a été créée en 1984 et reconnue d'utilité publique en 1990. Elle mène des actions d'information, de prévention, de sensibilisation mais aussi de soutien à destination de personnes qui sont concernées par le VIH.
C'est en 1999 que monsieur B. Moncelle, formateur en langue des signes française, fit le constat alarmant qu'il n'existait aucune information, ni aucune prévention en langue des signes à destination de la communauté sourde pour se protéger du virus ou se soigner.
Nous l'avons bien vu plus haut à travers diverses illustrations, que les personnes sourdes avaient une grande carence d'informations concernant le virus du sida.
Monsieur Moncelle décida alors de rencontrer la directrice de l'association AIDES de l'époque pour former un partenariat afin d'intégrer les personnes sourdes dans l'association. Il s'agissait de leur proposer, au même titre que les personnes entendantes, des actions d'information, de prévention, de sensibilisation et de soutien. Peu à peu, le groupe sourd AIDES s'est alors formé.

---

86 MANN J., Intervention lors de la sixième conférence internationale sur le Sida de San Francisco in Sida, juillet 1990, n°20.

Des actions ont pu être menées notamment en créant des outils de communication adaptés. Des supports visuels ont pu être élaborés pour les aider à comprendre ce qu'est le sida, comment s'en prémunir, comment se faire dépister ou encore comment se faire soigner.
Grâce à ce partenariat avec cette association, une première consultation expérimentale a vu le jour en 1995 sous l'impulsion du docteur J. Dagron.

B. La première consultation expérimentale

« *Expliquer ses maux à un médecin, avec ses propres mots, comprendre ses explications* », telle fut l'ambition des membres du groupe sourd de l'association AIDES.
Il était difficile à cette époque d'imaginer mettre en place un espace dédié car les moyens étaient faibles : il existait, en 1995, seulement une centaine d'interprètes en langue des signes dans toute la France et cinq médecins signeurs, dont trois psychiatres qui n'avaient encore jamais côtoyé de sourds.
De plus, n'était-ce pas utopique d'imaginer que tous les hôpitaux publics puissent accueillir des personnes sourdes pour tous soins et toutes pathologies? Mais, mettre en place un unique service de soins, dédié aux personnes sourdes, dans le cadre du virus du sida était largement stigmatisant. Le souci de la confidentialité et de la vie privée, a empêché la mise en place d'un service dédié uniquement aux soins liés au VIH. Les sourds, étant issus d'une petite communauté, qui viendraient tous consulter dans le même service, nous comprenons aisément qu'il leur aurait été difficile de garder secrets les motifs de leur consultation.
C'est là que s'est donc posée, plus largement, la question d'un accès aux soins généralisé et non pas seulement limité à la problématique du sida.
C'est alors qu'en 1995, le service du professeur Herson, implanté à l'hôpital parisien la Pitié Salpêtrière, accepta, à la demande du docteur Dagron, d'accueillir dans son service des personnes sourdes.
Les premiers pas dans cette consultation ont été émouvants. «*Émotions d'hommes de cinquante ans qui pleuraient parce que c'était la première fois qu'ils consultaient un médecin, sans*

intermédiaire. Joie de voir la langue des signes pratiquée par des blouses blanches ![87] ».

Cette première avancée fût un succès qu'il a fallu faire entrer dans le droit commun de la planification et du financement dans le domaine sanitaire.

Le Ministère de la santé avait demandé au docteur Dagron d'avancer un objectif chiffré pour la future équipe qui allait accueillir des patients en langue des signes. Cela lui était difficile tant le projet était inédit.

De plus, il n'existait à l'époque, et encore aujourd'hui, que peu de données chiffrées officielles concernant les personnes sourdes. Celles-ci ne consultaient pas. On ne pouvait pas les recenser. C'est bien la mise en place de ces unités qui a permis de les comptabiliser. Elles ont rendu « *visibles les sourds jusque-là invisibles*[88] ».

Le docteur Dagron, pour donner un objectif chiffré au Ministère de la santé, a alors annoncé qu'il recevrait deux cents personnes dans les trois ou quatre prochaines années (entre 1995 et 2000). Finalement, en 2002, à son départ de la Salpêtrière, ce sont deux mille sourds[89] qui sont venus consulter !

Comme le reprend le psychiatre A. Karacostas, il est difficile de quantifier les sourds qui ont besoin de soins. Par exemple, si l'on voulait ouvrir une unité de soins à Reims, il serait difficile d'avancer un objectif chiffré. Mais en ouvrant une unité, les sourds se rendraient en consultation et deviendraient ainsi « visibles » : on pourrait les compter.

La mise en place de telles unités relève d'un « *pari*[90] », d'un « *défi*[91] » ce qui est loin d'être évident face aux administrations publiques françaises qui ont toujours besoin de chiffres pour financer l'ouverture de services ou d'établissements. En effet, il faut que les moyens demandés soient toujours en adéquation avec les besoins. Or, comment donner les moyens si l'on ne connaît pas les besoins ? C'est ce que nous allons étudier dans la deuxième section de ce présent chapitre.

---

[87] DAGRON J., *Les silencieux,* Presse Pluriel, 2008, page 101

[88] KARACOSTAS A., lors d'un entretien. 02/2020

[89] DAGRON J., Ibidem, pages 103 et 104.

[90] KARACOSTAS A., ibidem

[91] Ibidem

II- L'éclosion progressive d'unités d'accueil et de soins en langue des signes en France

Depuis la création de la première unité de soins en langue des signes française en 1995, plusieurs autres unités ont ouvert leurs portes. Elles sont aujourd'hui au nombre de vingt-six.
L'ouverture et l'existence de ces unités sont le fait de l'initiative personnelle de médecins volontaires fortement sensibilisés à la question de la surdité (Paragraphe 1). Leur composition est définie par une directive ministérielle (Paragraphe 2).

§1 : À l'origine de ces unités : l'initiative personnelle

Nous expliquerons comment se met en place ce type d'unités. Cela passe par l'obtention d'un budget (A) mais aussi par la nécessité d'apporter à l'administration sanitaire, notamment à l'Agence régionale de santé, la preuve des besoins de la population en la matière (B).

A. La nécessité d'un budget pour la mise en place des unités

Nous présenterons le cadre général (1), puis spécial (2) pour l'attribution de budgets pour l'ouverture d'un service de soins.

1) Le cadre général du financement d'un service de soins

Pour que des établissements de santé puissent ouvrir, ils ont besoin de fonds pour leur fonctionnement et pour la rémunération des membres de leurs équipes. L'ouverture de ceux-ci est pleinement dépendante de la loi de financement de la Sécurité Sociale (LFSS).
En France, cette loi est votée chaque année. Cette dernière fait suite à une réforme constitutionnelle du 22 février 1996. Elle a introduit dans l'article 34 de la Constitution française que « *les lois de financement de la Sécurité Sociale déterminent les conditions générales de son équilibre financier et, compte tenu de leurs prévisions de recettes, fixent ses objectifs de dépenses,*

dans les conditions et sous les réserves prévues par une loi organique ».

En fixant, dans cette loi, l'objectif national des dépenses d'assurance maladie, le Parlement se prononce sur les prévisions de recettes et les objectifs de dépenses de la Sécurité Sociale. Il va donc prévoir un budget en matière de santé.

En pratique, une fois qu'est votée la loi de financement de la Sécurité Sociale, une partie du budget est attribuée à la Direction générale de l'offre de soins, une instance rattachée au ministère des Solidarités et de la santé.

En vertu de l'article D. 1421-2 du code de la santé publique, la Direction générale de l'offre de soins « *participe à l'élaboration et à la mise en œuvre de la politique de santé définie à l'article L. 1411-1. Elle est chargée de l'élaboration, du pilotage et l'évaluation de la politique de l'offre de soins en fonction des objectifs et des priorités de la politique de santé »*.

Selon le 2° de ce même article, cette direction est compétente pour déterminer « *les ressources nécessaires à l'offre de soins »*.

En d'autres termes, une fois que le budget est voté dans la loi de financement de la Sécurité Sociale, c'est la Direction générale de l'offre de soins qui va décider, selon des critères définis, de la répartition dudit budget entre les différents acteurs de soins.

Pour cela, elle s'appuie sur les politiques de santé menées par le Parlement et aussi sur les objectifs priorisés dans cette même loi de financement.

Aussi, un établissement de santé reçoit, chaque année, via la Direction générale de l'offre de soins, une enveloppe pour exercer son activité et rémunérer les membres de son équipe.

Pour les unités d'accueil et de soins en langue des signes, le mode de financement est différent. Il existe une disposition particulière qui s'applique. Elles sont financées par une dotation de mission d'intérêt général et d'aide à la contractualisation (MIGAC).

2) Le cadre particulier : un financement par la dotation en mission d'intérêt général et d'aide à la contractualisation

En principe, toute activité de soins est financée par la tarification à l'activité (T2A).

La tarification à l'activité est l'un des trois[92] modes de financement des établissements de santé. Elle a été mise en place en 2004. Elle se base sur la mesure et l'évaluation de l'activité effective des établissements de santé qui détermine les ressources qui leur sont attribuées.
Toutefois, il existe des exceptions. Il est des cas où il n'est pas possible de financer des activités médicales en fonction de leur volume et de leurs caractéristiques. Il existe alors un autre mode de financement qui est celui de la dotation en mission d'intérêt général et d'aide à la contractualisation. C'est le cas pour les unités d'accueil et de soins en langue des signes.
Selon l'arrêté du 23 mars 2007, pris pour l'application de l'article D.162-8 du code de la Sécurité Sociale, « *Peuvent être pris en charge au titre des missions* [d'intérêt général et d'aide à la contractualisation-MIGAC] [...] *4. Les unités d'accueil et de soins des patients sourds en langue des signes* ».
La dotation en MIGAC correspond à un montant défini par le ministère de la Santé et des solidarités, lequel est défini pour chaque type de missions, lesquelles sont inscrites dans un guide de contractualisation.[93]
Pour obtenir une telle dotation, l'unité d'accueil et de soins en langue des signes doit répondre à des « *critères d'éligibilité* » définis dans le guide précité. A titre d'exemple, elle doit avoir une « *compétence linguistique, des équipes comprenant nécessairement des professionnels sourds et entendants, des équipes pluridisciplinaires (pour les unités de soins somatiques/pour les unités en santé mentale), des équipes transversales (lors des soins ambulatoires/lors des hospitalisations/lors des démarches auprès des services administratifs) [...],* » etc.
Aussi, l'octroi d'un budget à une telle unité répond à des exigences particulières requises par le ministère de la Santé.

---

[92] Il existe trois grands modes de financement des établissements de santé : les financements liés à l'activité, les financements mixtes et les financements globalisés.
[93] *Guide de contractualisation des dotations finançant les missions d'intérêt général*, Version 1, BO Santé-Protection sociale- Solidarité n°2013/5 du 15 juin 2013. Pages 179 et suivantes.

Lors d'un entretien accordé par le docteur Catherine Rey-Quinio, à l'Agence régionale de santé d'Île-de-France, elle explique que le financement des unités est globalement « *pérenne* » en France. Parfois, certaines unités signalent une diminution annuelle de leur budget qui n'est pas imputable à la Direction générale de l'offre de soins. Cela est le fait de l'Assistance Publique des Hôpitaux (APH) qui retient annuellement une part de ce budget pour « *frais de fonctionnement* », dont on ignore à quoi elle est réellement affectée.
En effet, l'APH retient jusqu'à 23% du montant normalement alloué à ces unités de soins. Le docteur Rey-Quinio suggère qu'à l'avenir, davantage d'unités de soins en langue des signes ouvrent dans des établissements privés de santé où seulement 8% de la dotation serait retenue pour « *frais de fonctionnement* ».
Pour obtenir un tel budget, les unités doivent fournir des données chiffrées. En effet, il faut que la Direction générale de l'offre de soins puisse se baser sur des chiffres concrets pour pouvoir allouer un budget en conséquence, en adéquation avec les besoins.

B. La nécessité de démontrer les besoins pour une adéquation des moyens

Comme nous l'avons vu précédemment, il est difficile d'obtenir des données chiffrées concernant la population sourde. Leur nombre varie selon les critères retenus. Cette population recouvre des niveaux de surdité, de langue et de compréhension très différents et des réalités de vies très diverses.
Il faut souligner que cette limite à ne pas avoir de chiffres officiels, détenus par les pouvoirs publics, concernant la population sourde est problématique. Cela témoigne que cette population est mise de côté. La mise en place de ces unités d'accueil et de soins en langue des signes relève de l'initiative de professionnels médicaux, volontaires. De fait, cette mise en place relève d'initiatives personnelles et dépend du bon vouloir de médecins motivés par l'ouverture de telles unités. Elle n'est pas contraignante, donc pas imposée par la loi.

Le docteur Rey Quinio à l'Agence régionale de santé, a confirmé qu'il n'existe pas de chiffres officiels concernant la population sourde.
Pour remédier à cela, avec ses collègues, elle essaie de mettre au point une méthode pour calculer, par déduction, le nombre de sourds qui fréquentent les hôpitaux.
Il a été procédé à plusieurs extractions de données pour faire ce calcul. C'est en cherchant dans les programmes de médicalisation des systèmes d'information (PMSI) de chaque hôpital qu'a pu être retrouvé le nombre de sourds qui se seraient rendus à l'hôpital.
Pour mémoire, le PMSI est un dispositif qui permet de mesurer l'activité et les ressources des établissements de soins. Chaque médecin va procéder à un codage du séjour de chacun de ses patients en établissement de santé en décrivant celui-ci, ce pour quoi il est entré à l'hôpital, les soins qui lui ont été prodigués suivant ce que l'on appelle des groupes homogènes de soins (GHM).
Il en est ressorti qu'en 2017, 1 813 personnes sourdes, en Île-de-France seraient allées à l'hôpital. En 2018, il y en aurait eu 1 821 et en 2019, 1 602 personnes[94].
Toutefois, cette méthode a ses limites : on ne recense ici que le nombre de personnes sourdes qui sont allées à l'hôpital et non celles qui sont allées consulter chez un généraliste. De plus, nous ne connaissons pas le niveau de surdité des personnes recensées : s'agit-il de sourds pratiquant la langue des signes, qui sont les sujets de notre étude, ou de personnes âgées qui ont perdu l'audition du fait de la vieillesse ?
Quoiqu'il en soit, l'Agence régionale de santé, à partir de ces recherches, montre son souci d'apporter l'aide nécessaire aux établissements de santé qui accueillent les patients sourds pratiquant la langue des signes.

Naturellement, lorsqu'une unité de soins en langue des signes obtient un budget, elle a certaines règles à respecter concernant

[94] Données issues d'un document d'étude de l'Agence régionale de santé d'Île-de-France.

sa composition. Ces règles sont définies dans une circulaire que nous allons dorénavant étudier.

§2 : La composition et l'organisation des unités de soins en langue des signes

Une unité de soins en langue des signes, percevant un financement public, doit respecter certaines règles relatives à sa composition et à son organisation. Elle doit notamment être composée de professionnels pluridisciplinaires (A). Elle doit être une équipe bilingue (chaque professionnel doit pratiquer la langue des signes), composée de personnes sourdes et entendantes (B).

A. Une nécessaire équipe pluridisciplinaire

C'est la circulaire N°DHOS/E1/2007/163 du 20 avril 2007 relative aux missions, à l'organisation et au fonctionnement des unités d'accueil et de soins des patients sourds en langue des signes qui régit leur composition. Cette circulaire a pour but « *d'encadrer leurs missions, leur organisation et leur fonctionnement afin d'harmoniser et garantir les bonnes pratiques au sein des unités existantes* ».
Cette circulaire rappelle aussi que « *désormais, ce n'est plus au patient* [sourd] *de s'adapter à la langue des professionnels de santé mais c'est l'équipe qui le prend en charge de s'adapter à ses capacités de communication* ».
Ces unités d'accueil et de soins accueillent un public très diversifié. Elles « *s'adaptent à tout type de patients : parlant une langue des signes rapide et élaborée, utilisant le français exclusif (lecture labiale et écrit), parlant une langue des signes étrangère, ayant des difficultés de compréhension, d'expression ou de communication (mimes, dessins, etc.), avec handicap associé (psychique, moteur, mental, etc.) sourds malvoyants, entendants devenus sourds, etc.* ».

Ces unités sont « *pluridisciplinaires*[95] » : elles pratiquent plusieurs activités de soins afin de pouvoir prendre en charge tout type de pathologies ou recevoir des patients dans la diversité de leur surdité. Elles mettent en commun des compétences et savoir-faire tels que soins généraux, chirurgicaux, psychiatriques, etc.
A l'unité de soins en langue des signes à l'hôpital la Pitié Salpêtrière, les sourds peuvent consulter plusieurs médecins dans leur langue : un médecin généraliste, un ophtalmologue, une diabétologue, une gynécologue, une sage-femme, une auxiliaire de puériculture, une préleveuse, une infirmière et une assistante sociale.
Cette équipe, dûment composée, illustre la multiplicité de professionnels spécialisés dans l'accès aux soins des personnes sourdes au sens de la circulaire précitée.

B. La composition des unités d'accueil et de soins en langue des signes

Cette même circulaire préconise vivement la présence de professionnels bilingues mais également de professionnels sourds et entendants.
De fait, il importe que les professionnels entendants pratiquent et maîtrisent aussi la langue des signes, pour pouvoir échanger directement avec les patients sourds mais aussi avec les professionnels sourds.
Dans la circulaire, il est disposé que « *la présence de personnes sourdes au sein de l'équipe permet le maintien et le développement du niveau linguistique de l'ensemble des professionnels et de l'appropriation par l'ensemble de l'équipe des habitudes de communication et des préoccupations des patients*[96] ». De plus, la présence de professionnels sourds met en confiance les patients sourds. Elle rassure également les soignants entendants car ces professionnels sourds permettent de faire le lien entre les sourds et les entendants. En effet, qui est mieux placé qu'un professionnel sourd pour accueillir un autre sourd dans une telle unité de soins ?

---

[95] Voir en ce sens la circulaire N°DHOS/E1/2007/163 du 20 avril 2007 relative aux missions, à l'organisation et au fonctionnement des unités d'accueil et de soins des patients sourds en langue des signes, page 18.
[96] Ibidem, page 17.

Selon les termes de la circulaire : « *la présence au minimum de deux personnes sourdes au sein de chaque équipe devra être encouragée car elle prémunit des situations d'isolement et de souffrance au travail, indépendamment de l'attention ou du niveau linguistique en langue des signes des autres membres de l'équipe* ».

Notons que ces équipes comptent aussi des interprètes en langue des signes mais également des interfaces de communication. Ces derniers apportent au patient sourd des éléments de compréhension du le message médical qui lui est délivré.

Les interprètes en langue des signes doivent être « *dûment diplômés* ». Ils ont pour but de transmettre « *le sens du discours énoncé d'une langue vers une autre et vice-versa (langue des signes/français et français/langue des signes)* [97] ».

L'intermédiaire ou interface de communication est complémentaire aux interprètes. Il a pour mission de « *clarifier les situations entre le patient et les professionnels de santé [...]* [98]» De fait, l'intermédiaire peut réexpliquer le contenu du message non compris par le patient, à la différence de l'interprète qui ne fait que traduire fidèlement (et non expliquer) le message délivré par le professionnel de santé.

Pour conclure, la mixité au sein de ces unités de soins est primordiale. Elle soutient l'effort que doivent fournir les entendants pour maintenir leur niveau de langue des signes et limite le clivage habituel sourd/entendant.

Ces unités d'accueil et de soins sont bien pensées. Elles offrent aux personnes sourdes une certaine garantie d'accès aux soins. De telles unités n'existent pas encore partout et cela requiert le développement d'un autre mode de prise en charge adapté : les soins ambulatoires pour personnes sourdes.

---

[97] *Ibidem,* page 7.

[98] *Ibidem, page 8.*

Chapitre 2 : La perspective du développement d'un dispositif ambulatoire, en soins primaires, pour la santé des sourds

Est-il concevable de se rendre à l'hôpital pour des soins qui relèvent d'abord de la médecine générale, c'est-à-dire de proximité, de ville ? C'est ce qui nous interroge lorsque les sourds sont contraints de se rendre dans les unités d'accueil et de soins en langue de signes, situées elles-mêmes dans les hôpitaux publics.
Il convient alors d'étudier si les sourds peuvent recourir à un dispositif de soins autre que celui assuré par ces unités spécialisées, en ayant recours à la médecine de ville. Nous analyserons dans une première partie les limites rencontrées par les personnes sourdes lorsqu'elles consultent leur médecin généraliste (I). Puis, nous étudierons les solutions pour remédier à celles-ci (II).

I- Les limites du dispositif classique de soins primaires pour les personnes sourdes

Traditionnellement, la prise de rendez-vous chez un médecin traitant s'effectue par téléphone. Nous verrons que cette difficulté, qui est encore fréquente, est en cours de résolution par la mise en place du centre relais téléphonique (Paragraphe 1). Par ailleurs, des limites résident dans le déroulement de la consultation médicale du patient sourd chez son médecin entendant (Paragraphe 2). Nous procèderons donc à une étude chronologique allant de la prise de rendez-vous jusqu'au déroulement de celui-ci.

§1 : Les difficultés dans la prise de rendez-vous

Nous verrons en quoi il est difficile pour une personne sourde de prendre un rendez-vous téléphonique avec son médecin généraliste (A). Puis, nous constaterons que les pouvoirs publics œuvrent peu à peu à la levée de cette limite (B).

A. La difficulté de la prise de rendez-vous, par téléphone, avec le médecin traitant

En vertu de la loi du 13 août 2004[99], les pouvoirs publics ont instauré ce que l'on appelle le parcours de soins coordonnés. Ce dernier consiste pour une personne à consulter en priorité son médecin traitant pour être remboursé de manière optimale.[100] Cette volonté des pouvoirs publics s'explique par le fait d'assurer une meilleure « coordination » des soins, comme son nom l'indique. C'est le médecin traitant qui va soigner son patient pour les pathologies de base et c'est lui qui va le réorienter vers un médecin spécialiste, si besoin. Il centralise les informations de son patient qui l'a désigné et choisi : il possède les résultats d'examens, il connaît ses traitements et détient ainsi une vision globale de l'état de santé de son patient.
Aussi, et selon l'article L. 162-5-3 du code de la Sécurité Sociale : « *Afin de favoriser la coordination des soins, tout assuré ou ayant droit âgé de seize ans ou plus, indique à son organisme gestionnaire de régime de base d'assurance maladie le nom du médecin traitant qu'il a choisi, avec l'accord de celui-ci* ».
En vertu de cet article, toutes les personnes sourdes, comme tous bénéficiaires de soins, doivent avoir déclaré un médecin traitant pour une bonne coordination de leurs soins mais aussi pour l'obtention du meilleur remboursement par l'assurance maladie. Nous voyons que le médecin traitant détient une place centrale dans l'accès à la santé de tous. Pour les personnes sourdes, il est important que celles-ci puissent le contacter facilement et rapidement chaque fois que cela sera nécessaire pour elles. Se

---

99 Loi n°2004-810 du 13 août 2004 relative à l'assurance maladie

100 En effet, si le patient ne respecte pas le parcours de soins, le montant de ses remboursements est amputé de 40%. A titre d'exemple, lorsqu'un malade consulte un spécialiste sans être orienté par son médecin traitant, c'est-à-dire en ne respectant pas le parcours de soins, est remboursé 6,50€ au lieu de 16,50€ s'il ne le déclare pas auprès de la caisse primaire d'assurance maladie.

pose alors d'emblée le problème de la prise de rendez-vous par téléphone qui est compliquée pour ces personnes.
L'action de téléphoner est impossible pour la majorité d'entre elles. Elles doivent alors se déplacer physiquement pour prendre rendez-vous auprès du médecin lui-même. Or, les personnes sourdes ne le peuvent pas toujours puisqu'elles travaillent aussi en journée. Elles doivent alors, dans certains cas, demander de l'aide à leur famille ou leurs proches pour prendre ce rendez-vous à leur place.
Notons dès à présent les inconvénients de cette manière de procéder : d'une part, le sourd est dépendant d'autrui. D'autre part, cela constitue un début d'atteinte à sa vie privée, avant même le déroulement de la consultation médicale.
Peu encore de médecins transmettent leur adresse mail pour faciliter la prise de rendez-vous.
Nous voyons donc que la prise de rendez-vous est un premier frein à l'accès aux soins primaires des personnes sourdes.
Cette difficulté les amène à différer le plus tard possible leur consultation avec le médecin de ville, les conduisant le plus souvent à se rendre dans un service d'urgence d'hôpital, ayant attendu trop longtemps pour se faire soigner.
Notons que cette limite dans la prise de rendez-vous n'existe pas dans les unités d'accueil et de soins en langue des signes car ces services-là sont dotés d'un téléphone portable où il est possible de laisser des SMS pour prendre rendez-vous. Ils sont également équipés d'ordinateurs, avec webcam, pour communiquer au moyen d'un appel visio[101].

[101] Selon la circulaire n° DHOS/E1/2007/163 du 20 avril 2007 relative aux missions, à l'organisation et au fonctionnement des unités d'accueil et de soins des patients sourds en langue des signes, à la page 24, l'on peut lire que *« les unités disposent d'un télécopieur, d'un ordinateur, d'une imprimante, de courriel avec adresse type (accueil.sourd@...) et éventuellement d'un téléphone portable et d'un minitel. »*. De plus, la circulaire incite à ce que les « *unités, autant que possible, puissent bénéficier de matériels issus de nouvelles technologies d'information et de communication qui permettraient de faciliter l'accès aux soins des patients tels que la Visio interprétation [...] »*

Peu à peu, la récente loi du 7 octobre 2016 pour une République numérique[102] tente de lever cet obstacle lié à la prise de rendez-vous qui s'effectue essentiellement par téléphone.

B. Une difficulté récemment levée par la loi pour une République numérique

L'un des objectifs de la loi pour une République numérique est de mettre en place le dispositif du centre relais téléphonique promouvant ainsi l'accessibilité du téléphone aux personnes sourdes, malentendantes, sourdaveugles et aphasiques. Cette mise en place s'effectue de manière progressive.

1) L'objectif de la loi République numérique : la mise en place des centres relais d'accessibilité au téléphone

Loin de s'intéresser directement à la question de l'accès aux soins des personnes sourdes, la loi du 7 octobre 2016, pour une République numérique, revêt une certaine importance. Elle constitue une aide réelle pour celles-ci lors de la prise de rendez-vous rapide, chez leur médecin de ville.
Le centre relais téléphonique est un service d'accessibilité gratuit pour la communication téléphonique en France. Il permet, grâce à une tierce personne en ligne ou à un système technologique de retranscription écrite, de mettre en relation téléphonique des personnes sourdes, malentendantes, sourdaveugles ou aphasiques[103] avec un interlocuteur.
Un tel appel se déroule en trois temps. L'usager compose un numéro via un centre relais téléphonique où un professionnel va répondre. Ce dernier va appeler le numéro de l'interlocuteur souhaité par l'usager. La conversation peut alors débuter. L'usager a le choix de son mode de communication : soit il a recours à un interprète en langue des signes, soit à un codeur en langue parlée complétée ou à un vélotypiste qui va retranscrire à l'écrit, et en direct, la conversation.

---

[102] Loi n°2016-1321 du 7 octobre 2016 pour une République numérique
[103] Les personnes dites « aphasiques » sont celles qui présentent des troubles de la parole et du langage.

L'intérêt de ces centres relais d'accessibilité au téléphone est donc que la personne sourde, elle-même, en toute autonomie et confidentialité, et au même titre qu'une personne entendante, peut prendre rendez-vous chez son médecin traitant.
La mise en place de ce centre relais téléphonique a été longue, elle a duré 11 années, et a été laborieuse. En effet, dès la loi de 2005 se posait la question de rendre accessible le téléphone aux personne sourdes. Lors d'un débat à l'Assemblée Nationale, la députée du Calvados, Laurence Dumont, a interpelé : « *Pour qui légifère-t-on ? Est-ce qu'on légifère pour tous ou pour une partie de la population ? Le droit de téléphoner est à tout le monde ! [...] on veut permettre à une personne sourde et malentendante d'appeler n'importe qui en bénéficiant de l'aide d'un interprète ou d'une transcription écrite* ».
Pour justifier l'adoption d'une loi, elle doit être suffisamment générale. A juste titre, cette loi ne concerne pas uniquement les 250 000 personnes sourdes profondes qui pratiquent la langue des signes mais aussi les 6 millions de français qui présentent une déficience auditive, sans compter ceux qui sont aphasiques.
A présent, nous allons étudier le processus législatif qui a permis d'aboutir à l'adoption de la loi pour une République numérique.

2) La mise en place progressive du centre relais téléphonique

Rappelons-le, la loi du 11 février 2005, pour l'égalité des droits et des chances, la participation et la citoyenneté des personnes handicapées, a pour ambition phare de favoriser l'accessibilité des personnes en situation de handicap. Aussi, permettre à une personne sourde de prendre rendez-vous elle-même chez son médecin généraliste, favorise son autonomie. Pouvoir téléphoner, comme tout un chacun, est une reconnaissance de ses droits à part entière.
À l'article 78 de cette loi, il est mentionné qu' « *un décret prévoit également des modalités d'accès des personnes déficientes auditives aux services téléphoniques d'urgence* ».
L'étendue de cette disposition est limitée aux seules urgences. Elle a donné lieu à la création du numéro de téléphone 114 qui est un numéro national d'appel d'urgence unique qui permet aux

personnes sourdes et malentendantes d'appeler les services de secours (police, sapeur-pompier, gendarmerie et SAMU) 24h/24 et 7j/7. Ce numéro a vu le jour en 2008 à la suite d'un décret[104] et ses modalités de fonctionnement sont décrites dans le code des postes et des communications électroniques[105].

C'est ensuite le plan national 2010-2012[106], en faveur des personnes sourdes ou malentendantes qui prend acte que « *le téléphone représente l'un des obstacles les plus importants pour les personnes sourdes ou malentendantes dans leur vie personnelle, sociale et professionnelle* ».

Ce plan préconise de *« rendre notre société accessible aux personnes sourdes et malentendantes »*.

À la suite de ce plan, une expérimentation du centre relais téléphonique s'est faite entre 2014 et 2015 pour une durée d'un an. Lorsque cette expérimentation a cessé brutalement, de nombreuses voix chez les associations de sourds se sont élevées pour déplorer et dénoncer ce qu'on leur enlevait : leur possibilité, en toute autonomie, de pouvoir téléphoner.

Les pouvoirs publics ont entendu ces revendications et c'est dans la loi du 7 octobre 2016[107], pour une République numérique, qu'ont été fixées les modalités d'accès des personnes handicapées aux services téléphoniques.

Cette loi consiste, de manière globale, à intégrer le numérique dans la société française et notamment avec la construction d'une « *République numérique ouverte et inclusive* ». Cette loi prépare

---

[104] Décret n°2008-346 du 14 avril 2008 relatif à la réception et à l'orientation des appels d'urgence des personnes déficientes auditives.

[105] Voir en ce sens les articles D.98-8 et suivant du code des postes et des communications électroniques

[106] Plan 2010-2012 en faveur des personnes sourdes ou malentendantes, 10 février 2010, page 30 : *Objectifs :*

Permettre aux personnes sourdes et malentendantes d'accéder au téléphone, en garantissant :

- *L'accès à l'ensemble des modes de communication utilisés par les personnes sourdes : LSF, LPC et transcription écrite ;*
- *Un mode de financement non basé sur une facturation du service aux seuls usagers sourds*
- *Une complémentarité et lisibilité des services aux utilisateurs avec les services spécifiquement professionnels offerts par l'AGEFIPH et le FIPHFP [...]*

[107] Notamment aux articles 43, 105 et suivants.

la France aux enjeux de la transition numérique. Elle promeut « *l'innovation et le développement de l'économie numérique, une société numérique ouverte, fiable et protectrice des droits des citoyens*[108] ».

Après avis du Conseil National Consultatif des Personnes handicapées, une redéfinition de la loi par décret relatif à l'accès des personnes handicapées aux services téléphoniques a été réalisée et publiée au Journal Officiel[109]. Cette loi prévoit également que les Maisons départementales des personnes handicapées (MDPH) devront être équipées d'un centre relais téléphonique à compter d'octobre 2020.

À ce jour, il est possible, pour une personne sourde, « *sans surcoût* » selon les termes de la loi, de faire appel à ce service, une heure par mois, entre 8h30 et 19h.

Ce dispositif va s'améliorer au fil des années pour ensuite parvenir à trois heures par mois entre 8h30 et 21h du lundi au vendredi et de 8h30 à 13h le samedi. Enfin, il sera totalement disponible en octobre 2026, sept jours sur sept, vingt-quatre heures sur vingt-quatre avec la possibilité d'appeler cinq heures par mois.

Axelle Lemaire, Secrétaire d'état chargée du numérique à l'époque de l'adoption de la loi, lors du vote de celle-ci a déclaré que cette loi « *ne vise pas exclusivement les 5 millions de Françaises et de Français sourds ou malentendants mais elle vise en réalité les 66 millions de Français, nous tous, qui voulons communiquer avec les personnes sourdes et malentendantes* ».

C'est cela qui a légitimé le financement des centres relais téléphoniques par l'ensemble de la collectivité et non seulement par les sourds.

Ainsi, même si la loi pour une République numérique du 7 octobre 2016 n'avait pas pour ambition première de lever un des divers freins à l'accès aux soins des personnes sourdes, elle y a largement contribué.

---

[108] *Ibidem.*

[109] Décret n°2017-875 du 9 mai 2017 relatif à l'accès des personnes handicapées aux services téléphoniques

Il convient à présent d'aborder les difficultés liées à la consultation médicale.

§ 2 : Les difficultés liées à la consultation médicale

Lors d'une consultation chez son médecin traitant, la personne sourde peut rencontrer des difficultés liées à la barrière linguistique (A), ce qui a plusieurs conséquences que l'on pourrait pourtant éviter (B).

A. Les difficultés relatives à la communication

Les personnes sourdes, qui voudraient se faire soigner, sont confrontées la plupart du temps à une barrière communicationnelle avec des médecins qui ne les comprennent pas et qui ne parviennent pas toujours eux-mêmes à se faire comprendre.

La juriste sourde-aveugle, Madame Kertudo, illustre dans l'un de ses ouvrages les difficultés que peuvent avoir certaines, donc pas la majorité, personnes sourdes dans le français oral et *a fortiori* à l'écrit. « *Bébé fini quand ? Tu reviendre quand ? C'est nous le problème urgent*[110] ». Ou encore : « *Pas je vais bien. C'est vraiment grave. Le psychiatre médecin me fait rien du tout. Je vais venir jeudi vous voir m'aider*[111] ».

Ce discours étant difficilement compréhensible par un médecin, la présence d'un interprète serait tout à fait indiquée.

Selon le rapport Gillot dont nous avons parlé précédemment : « *Dans un domaine* [celui de la santé] *où le respect de la personne humaine prend tout son sens, peut-on imaginer les difficultés que rencontre un sourd qui n'a que la langue des signes lorsqu'il consulte un praticien ignorant ce mode de communication ? Doit-on faire abstraction du probable malaise du médecin dans cette situation de handicap partagé ? Quelles*

---

[110] KERTUDO A-S., *Est-ce qu'on entend la mer à Paris ? Histoire de la permanence juridique pour les sourds*, L'harmattan, 2010, page 175

[111] Ibidem, page 131

sont les modalités possibles de dépassement de cette situation ?[112]*»*.
C'est le sociologue B. Mottez qui a avancé la notion de « handicap partagé » : « *il faut au moins être deux pour qu'on puisse commencer à parler de surdité. La surdité est un rapport, c'est une expérience nécessairement partagée*[113] ». En d'autres termes, ce n'est pas que le sourd qui est en difficulté mais bien aussi le médecin. Ce dernier se trouve « handicapé » lorsqu'il ne comprend pas et ne se fait pas comprendre par la personne sourde qu'il soigne.
Cette barrière linguistique entre le soignant et le malade sourd pose la problématique de l'information éclairée que doit recevoir le malade qui se fait soigner. En effet, comme nous l'avons déjà vu, en vertu de l'article L.1111-2 du code de la santé publique, « *toute personne a le droit d'être informée sur son état de santé. Cette information porte sur les différentes investigations, traitements ou actions de prévention qui sont proposés, leur utilité, leur urgence éventuellement, leurs conséquences, leurs risques graves normalement prévisibles, [...] »*. Cette disposition législative est très détaillée. On voit que le champ du droit à l'information éclairée est très large. Or, comment le médecin peut-il satisfaire à cette obligation légale s'il ne pratique pas la langue du patient ?
De plus, cette disposition est éminemment fondamentale. Elle a une place emblématique dans le code de la santé publique en ce qu'elle figure dans ses premiers articles. Elle fait partie du Titre 1 du code qui est relatif au « *Droit des personnes malades et des usagers du système de santé* », qui est essentiel en droit sanitaire. Un médecin généraliste entendant, qui accueille quelques patients sourds, témoigne : il reconnaît ouvertement « *simplifier* [sa] *médecine*[114] ». Un autre dit « *aller à l'essentiel*[115] *»*. Cela

---

[112] GILLOT D., *Le droit des sourds, 115 propositions*, 1998, page 33.
[113] MOTTEZ B., *Les sourds existent-ils?,* L'harmattan, 2006.
[114] PREGNIARD E., *Le médecin généraliste et le patient sourd. Étude qualitative des représentations des médecins généralistes concernant les patients sourds, à partir d'entretiens semi-dirigés de médecins en région Rhône-Alpes.* Thèse présentée à l'université Claude Bernard Lyon 1 en vue de l'obtention du grade de docteur en Médecine. Janvier 2015
[115] Ibidem.

montre que le serment d'Hippocrate qu'ils ont prêté, n'est pas respecté : « Je *respecterai toutes les personnes, leur autonomie et leur volonté sans discrimination [...] J'informerai les patients des décisions envisagées, de leurs raisons et de leurs conséquences. Je ne tromperai jamais leur confiance* ». Bien que ce texte n'ait pas de valeur juridique, il est considéré comme l'un des textes fondateurs de la déontologie médicale à laquelle est astreint chaque médecin.

D'autres médecins généralistes disent avoir besoin que le patient sourd soit accompagné de la famille ou d'un proche pour aider à établir le dialogue. Cela pose question, d'un point de vue éthique, lorsqu'un patient sourd est accompagné en consultation médicale. Cela ne respecte pas le droit à son intimité et à sa vie privée. Le serment d'Hippocrate énonce : « *Admis dans l'intimité des personnes, je tairai les secrets qui me sont confiés* ».

Du fait de cette barrière communicationnelle entre le patient sourd et le médecin, nous citerons plusieurs conséquences.

B. Les conséquences liées à la barrière linguistique

En raison de cette barrière linguistique, il existe une majoration du temps de la consultation qui, de fait, demande plus de temps (1). D'autre part, nous pouvons constater qu'il existe aussi davantage de prescriptions d'examens complémentaires (2).

1) Une majoration du temps de consultation

Du fait que soignant et sourd rencontrent des difficultés de communication cela aboutit à un allongement du temps de la consultation.

En effet, on se doute bien qu'en essayant tous deux de se comprendre, les protagonistes doivent forcément prendre davantage de temps.

Pour remédier parfois aux difficultés de la conversation orale, le médecin peut être amené à écrire certains termes ou certaines explications. Encore, il peut procéder à des explications plus visuelles, en utilisant le mime. Par exemple, pour demander à son patient s'il a mal au ventre, il va pouvoir montrer du doigt son ventre et faire une mimique crispée pour interroger son patient.

Le médecin peut aussi dessiner certaines parties du corps pour expliquer une pathologie.
Dans un article d'ordre médical[116], on peut lire que, classiquement, le temps de consultation moyen chez un médecin généraliste est de 16 minutes. Pour les personnes sourdes, ce temps est doublé : il dure en moyenne 31 minutes.
La deuxième conséquence liée à la barrière linguistique est que le médecin peut être plus enclin à prescrire des examens cliniques complémentaires, parfois coûteux et pas forcément utiles.

2) Une majoration de prescription d'examens complémentaires

Face à la difficulté dans laquelle peut se trouver un médecin lors d'un entretien médical pauvre en échanges, il peut être enclin à prescrire d'autant plus d'examens cliniques complémentaires[117] pour s'assurer que tout va bien. Il peut faire cela car il aura peu confiance dans son examen clinique et dans l'interrogatoire qu'il a pu avoir avec son patient sourd. Il va par exemple prescrire une prise de sang, une échographie, un électrocardiogramme, un examen de radiologie, etc.
Or, cela engendre un surcoût économique qui pourrait tout à fait être évitable pour le patient, mais aussi pour le système de santé en général. Cela est déploré par le docteur Dagron qui répète dans ses ouvrages que ces explorations sont inutiles et ne sont que les conséquences des incompréhensions et malentendus entre le soignant et son patient sourd.

L'exercice de la médecine de ville pourrait pallier l'absence d'unités hospitalières d'accueil en langue des signes situées en hôpital.
Pour le moment, il est encore assez difficile pour les personnes sourdes de recourir à leur médecin traitant en ville. Il serait intéressant que des médecins libéraux se multiplient, sur le

[116] AMOROS T, BONNEFOND H, MARTINEZ C, CHARLES R., *Un dispositif ambulatoire pour la santé des Sourds en soins primaires.* Santé publique. Cairn.info, 2014 ; 26 (2) :205-15
[117] PREGNIARD E., Ibidem, page 59

territoire français, et reçoivent les personnes sourdes à l'instar du docteur Bonnefond.
Ce dernier est médecin libéral, installé à Saint-Étienne. Il est en capacité de recevoir des patients sourds qui, tout comme lui, pratiquent la langue des signes.

II- L'exemple du médecin de ville stéphanois accueillant les personnes sourdes

Dans la ville de Saint-Etienne, il existe un cabinet de médecins libéraux. Il accueille des personnes sourdes dans leur langue et connaît les spécificités liées au handicap de la surdité. Ce type de consultation est soutenu et encouragé par les pouvoirs publics (Paragraphe 1) et les médecins ont bien compris l'importance d'acquérir la maîtrise d'une langue des signes de base afin d'accueillir ce public (Paragraphe 2).

§ 1 : La pratique des soins de ville soutenue par les pouvoirs publics

L'activité libérale pallie l'absence d'unités hospitalières dédiées à l'accueil des personnes sourdes qui restent en nombre limité sur le territoire français. Elle est soutenue par les pouvoirs publics en ce qu'ils se préoccupent d'un juste parcours de soins coordonnés des personnes sourdes (A) mais aussi parce que l'Agence régionale de santé finance ce dispositif de soins libéral (B).

A. La préoccupation des pouvoirs publics d'un juste parcours de soins coordonnés des personnes sourdes

En vertu de l'article L.4130-1 du code de la santé publique, le médecin généraliste est celui qui prodigue des soins de « *premier recours* ». C'est lui qui va contribuer à « *l'offre de soins ambulatoires [...]* ».
Il peut être désigné comme médecin traitant par ses patients.
Comme nous l'avons vu, selon l'article L.162-5-3 du code de la Sécurité Sociale : « *Afin de favoriser la coordination des soins,*

tout assuré ou ayant droit âgé de seize ans ou plus, indique à son organisme gestionnaire de régime de base d'assurance maladie le nom du médecin traitant qu'il a choisi, avec l'accord de celui-ci ».

Or, au moment de l'adoption de la loi du 13 août 2004, relative à l'assurance maladie, qui instaure le parcours de soins coordonnés, plusieurs personnes sourdes se sont inquiétées de ces dispositions. En effet, l'instauration du choix du médecin traitant a suscité des craintes dans la population sourde. Elle souhaitait pouvoir continuer à recourir, parallèlement à leur médecin traitant, aux pôles d'accueil et de prise en charge spécialisés en langue des signes sans que cela ne les pénalise dans leurs remboursements.

Une circulaire a donc été élaborée pour remédier aux difficultés liées aux remboursements.

Il s'agit de la circulaire du 4 novembre 2005[118] concernant l'impact de la loi du 13 août 2004 relative à l'assurance maladie, sur la prise en charge des personnes sourdes. Cette circulaire propose « *un plan de communication [...] afin d'améliorer la prise en charge de la personne sourde entre le médecin traitant hors pôle et le médecin correspondant du pôle d'accueil et de prise en charge en langue des signes des personnes sourdes* ».

Le directeur de l'hospitalisation et de l'organisation des soins de l'époque, J. Castex, qui a rédigé cette circulaire, avait bien conscience que la surdité suppose un accueil et une prise en charge « *particuliers* ».

Cette circulaire préconise un travail d'équipe et de coordination entre le médecin traitant de ville et le médecin hospitalier de l'unité qui accueille les patients sourds.

Elle prévoit que le médecin traitant désigné puisse, avec l'accord du patient, « *prendre contact avec le pôle d'accueil et de prise en charge en langue des signes [...] afin qu'il consulte un médecin correspondant dans le cadre du parcours de soins coordonnés et qu'il puisse bénéficier des meilleurs soins* ». De plus, il est prévu

[118] Circulaire n°DHOS/SDE/E1/2005/497 du 4 novembre 2005 concernant l'impact de la loi du 13 août 2004 relative à l'assurance maladie sur la prise en charge des personnes sourdes

que « *cette réforme ne modifie pas les modalités de remboursement de ces actes* ».
Le fait que cette circulaire ait été prise à la suite de la loi du 13 août 2004 démontre bien la volonté des pouvoirs publics de prêter attention aux enjeux liés à l'accès aux soins des personnes sourdes.
La circulaire permet au sourd d'avoir non seulement accès, au même titre que les autres, au médecin traitant en bénéficiant d'une même base de remboursement, mais leur laisse aussi la possibilité de continuer à se rendre dans les unités hospitalières d'accueil et de soins en langue des signes.

Le deuxième aspect, indiquant le soutien des pouvoirs publics pour une médecine de ville adaptée aux personnes sourdes, est son financement par l'Agence régionale de santé.

B. Le financement temporaire du dispositif libéral par l'Agence régionale de santé

Nous présenterons dans un premier temps l'activité médicale proposée par le docteur Bonnefond, qui a été soutenue financièrement, mais momentanément, par l'Agence régionale de santé (1). Puis, nous exposerons des perspectives de développement de la médecine ambulatoire à destination des personnes handicapées (2).

1) L'exemple du cabinet du docteur Bonnefond, médecin généraliste

Comme nous l'avons vu, conformément à l'article L.4130-1 du code de la santé publique, le médecin généraliste est celui qui prodigue les soins de premiers recours. Il va « *contribuer à l'offre de soins ambulatoires en assurant pour ses patients la prévention, le dépistage, le diagnostic, le traitement et le suivi des maladies ainsi que l'éducation pour la santé [...]* ». Il peut aussi « *orienter ses patients, selon leurs besoins, dans le système de soins et le secteur médico-social* ». Il doit s'assurer de la bonne coordination des soins de ses patients. Il doit « *s'assurer*

de la synthèse des informations transmises par les différents professionnels de santé » etc.
En clair, le médecin généraliste est reconnu comme le premier maillon pour l'accès aux soins, à l'information et à la prévention. Il est en quelque sorte la première porte d'entrée dans le système de soins.
Par ailleurs, les Agences régionales de santé en France ont pour mission de décloisonner les secteurs sanitaires, dont fait partie la médecine de ville, et le secteur médico-social. Elles régulent et organisent l'offre du secteur ambulatoire. Elles travaillent donc en concertation avec les médecins de ville.
Concernant les deux médecins libéraux de Saint-Étienne, dont le docteur Bonnefond, l'Agence régionale de santé Rhône-Alpes leur a apporté un soutien financier à un moment donné de leur activité, soutien financier qui a été suspendu.
Dans un article, le docteur Bonnefond explique qu'il travaille avec une association. Celle-ci détenait un « *subventionnement de l'Agence régionale de santé de Rhône-Alpes [...] qui indemnisait une part minime de l'investissement logistique des médecins et salariait les intervenants non libéraux du dispositif : interprètes pour les demandes d'avis spécialisé et deux intermédiateurs sourds pour les consultations complexes, ambulatoires, à domicile [...].*[119] »
Pour illustrer l'efficacité de ses consultations, dans cet article, il relate que durant la période du 1er janvier 2009 au 31 décembre 2012, il a assuré 885 consultations pour des personnes sourdes.
Pour la seule année 2019, ce nombre a été de 550 consultations. Ces personnes sont donc de plus en plus nombreuses à consulter ce médecin généraliste pratiquant la langue des signes.
Paradoxalement, son soutien financier par l'Agence régionale de santé a été suspendu. Il obtenait une revalorisation de dix euros par consultation mais celle-ci a été supprimée du fait de la création d'une unité d'accueil et de soins pour sourds dans l'hôpital proche de son cabinet, au centre hospitalier universitaire de Saint-Étienne[120].

---

[119] AMOROS T., BONNEFOND H., MARTINEZ C., CHARLES R., *op.cit.*, page 207
[120] BONNEFOND H., Echanges de mails en date du 24 avril 2020.

Il est assez regrettable que cette majoration de dix euros par consultation ait été supprimée. En effet, le temps accordé par ces médecins à des patients sourds n'a pas de prix et leur accueil personnalisé, dans un cabinet libéral, reste précieux pour eux. Le dispositif stéphanois implique un effort important de la part de ces médecins de bonne volonté. On ne peut que regretter la non-reconnaissance de leur investissement qui se traduit par l'abandon de l'Agence régionale de santé à la contribution de ce service.

2) Les perspectives d'amélioration du dispositif de la médecine de ville pour les personnes sourdes

Dans un rapport de la Haute Autorité de Santé, relatif à l'accès aux soins des personnes en situation de handicap[121], il était préconisé d'introduire un tarif préférentiel de consultation à un taux double ou triple du tarif conventionnel actuel pour les personnes reconnues handicapées.
Précisons qu'on ne parle plus ici des seules personnes sourdes mais d'un public plus large : handicapé.
Cette préconisation, qui aurait pourtant encouragé les médecins à se spécialiser dans l'accueil et le suivi les personnes handicapées, n'a pas abouti.
Le docteur Bonnefond explique dans son article que là où les besoins ne justifient pas la création d'une unité hospitalière de soins pour personnes sourdes, il serait vivement intéressant que dans les maisons de santé, regroupant des professionnels médicaux, dans des zones stratégiques de différentes villes, il y ait un accueil spécifique en langue des signes.
Il faut noter qu'en ce sens, dans le quatorzième arrondissement de Paris, à l'Institut Mutualiste de Montsouris, il existe un projet en cours de créer un espace de consultation dédié aux personnes en situation de handicap, dont un accueil spécialisé en langue des signes.
Enfin, comme l'a expliqué lors d'un entretien le docteur Rey Quinio, référente handicap à l'Agence régionale de santé d'Île-

[121] Haute Autorité de Santé, *L'accès aux soins des personnes en situation de handicap*, 22 et 23 octobre 2008 ; page 4

de-France, plutôt que de passer par la lourde procédure d'appel à projets, il convient mieux d'aller rechercher directement, sur le terrain, un partenaire répondant aux critères requis.
En effet, la procédure d'appel à projets implique de nombreuses étapes, de respecter plusieurs délais et conditions de fond et de forme dans les documents à fournir.
Cette procédure est certes intéressante car l'Agence régionale de santé dispose de plusieurs candidats et peut en choisir un. Mais cette procédure est trop longue et inadaptée pour créer un dispositif de soins pour personnes sourdes car il manque de volontaires pour se lancer dans un tel projet.
Elle préconise alors que l'Agence aille chercher elle-même les volontaires en proposant la création de partenariats et en mettant en évidence et en toute transparence les « *freins et les bonus*[122] » qui existeraient dans la mise en place d'un dispositif de soins accessible aux personnes sourdes.

Pour conclure, il existe en France, à ce jour, seulement deux cabinets de médecine générale qui sont en mesure d'accueillir des patients sourds. Ils sont situés à Saint Etienne et ont ouvert leurs portes en 2000, pour le premier, et en 2009, pour le second.

Il convient de préciser que parmi les médecins qui travaillent dans des unités d'accueil et de soins pour personnes sourdes, certains d'entre eux, notamment à Bordeaux, Montpelier, Annecy et Lyon, ont une activité libérale et sont en capacité d'accueillir aussi des patients sourds à leur cabinet.

§2 : L'importance de l'apprentissage de la langue des signes par le médecin de ville

À terme, il apparaît souhaitable que de plus en plus de soignants se forment à la langue des signes (A) et soient sensibilisés au handicap de la surdité (B).

---

[122] Docteur Rey Quinio, référente handicap à l'Agence régionale de santé d'Île de France, lors d'un entretien accordé le 18/07/2020.

A. L'acquisition d'une formation professionnelle minimale en langue des signes

À titre d'information, la langue des signes reste une compétence linguistique au même titre qu'une autre langue. Elle exige un apprentissage long et coûteux. Le montant d'une telle formation peut coûter jusqu'à deux mille euros et demande une disponibilité de quinze semaines. De plus, pour acquérir cette langue, il convient de la pratiquer régulièrement. Cela implique donc un engagement communautaire en adhérant par exemple à une association.

La langue des signes, comme toute autre langue, est constituée de niveaux. Le niveau A1 est celui du débutant et B2, celui du confirmé et totalement bilingue en français/langue des signes.

La langue des signes, à la différence d'autres langues, est une langue visuelle et gestuelle. Elle ne mobilise pas du tout d'oral mais implique de savoir utiliser des mimiques faciales appropriées. Par exemple, lorsqu'un médecin voudra demander à son patient s'il a mal, en signant le mot « mal », il devra froncer les sourcils en guise d'interrogation et simulant une douleur.

La langue des signes a sa propre grammaire et sa propre syntaxe. À titre d'exemple, pour dire « as-tu mal ? » en langue des signes, cela se décomposera ainsi : « mal-toi ? », en ayant la mimique faciale adéquate.

Comme l'affirme le docteur Rey-Quinio, il est regrettable que dans les universités de médecine il n'y ait pas de réelle formation en langue des signes. Il y a quelques associations étudiantes, aussi rares soient-elles, qui proposent un enseignement minimal de la langue des signes mais cela n'est pas suffisant. Il serait souhaitable, selon elle, que le Ministère de l'enseignement supérieur entérine l'enseignement de la langue des signes comme c'est le cas dans l'enseignement secondaire.

À l'article L.312-9-1 du code de l'éducation il est affirmé que : *« la langue des signes française est reconnue comme une langue à part entière [...] elle peut être choisie comme épreuve optionnelle aux examens et concours ».*

Sur la base de cet article, deux arrêtés[123] ont été pris pour ajouter la langue des signes à la liste des disciplines pouvant faire l'objet d'une épreuve facultative au baccalauréat.
Au sortir de l'enseignement secondaire, il est regrettable que ceux qui avaient commencé à apprendre cette langue ne puissent pas poursuivre cette discipline dans l'enseignement supérieur, d'autant plus que bon nombre d'étudiants sont motivés pour apprendre cette langue qui, la plupart du temps, fascine.
Toujours selon le docteur Rey-Quinio, en instaurant un module de langue des signes dans la formation de médecine, il pourrait y avoir un examen dans cette matière et permettre ainsi aux étudiants de gagner des points et de valider leur diplôme, avec une compétence supplémentaire.
Les seules universités de médecine, en Île-de-France, qui proposent une formation en langue des signes sont l'Université Paris V-Descartes et l'Université de Saint-Quentin en Yvelines.
L'enseignement des signes de base pourrait être une première étape dans l'acquisition de cette langue. Par exemple : « bonjour », « ça va », « je suis infirmière/médecin », « montre-moi où tu as mal ? », etc. Ensuite, les étudiants pourraient apprendre le vocabulaire usuel : « piqure », « toilettes », « urines », « examen médical », « radiographie » etc.

Il convient maintenant de proposer que les étudiants puissent être sensibilisés au handicap de la surdité.

---

[123] Arrêtés du 10 septembre 2007 modifiant l'arrêté du 10 septembre 1990 modifié portant règlement d'examen du baccalauréat technologique « hôtellerie » et arrêté du 12 octobre 2007 relatif ux épreuves du baccalauréat technologique ajoute la LSF aux épreuves facultatives des séries STG, ST2S, STI et STL à compter de la session 2009 (B.O. n° 41 du 15 novembre 2007).

B. La sensibilisation des étudiants en médecine au handicap de la surdité

Dans une étude[124], il a été démontré que des étudiants en médecine réalisant leur stage dans une communauté sourde, ont de meilleures connaissances dans la prise en charge des patients sourds. En ayant été au contact de cette population, un temps, naturellement ces étudiants ont pu acquérir certaines notions en langue des signes et comprendre certaines spécificités liées au handicap de la surdité.
Le docteur Bonnefond sensibilise des étudiants (internes et externes) aux spécificités de la prise en charge des patients sourds.
Par exemple, ces étudiants doivent savoir que pour parler à une personne sourde, à défaut de pratiquer la langue des signes, il faut bien articuler pour que le sourd puisse lire sur les lèvres. Il ne faut pas non plus se mettre à contre-jour afin que le patient puisse avoir une meilleure lisibilité des lèvres. De plus, on n'appelle pas un sourd à haute voix : il faut se déplacer et mettre sa main sur son épaule pour attirer son attention.
En 2011, un sourd a été victime d'une erreur médicale[125]. L'homme a été opéré, par erreur, de l'œil, en répondant à tort à l'appel d'un nom qui n'était pas le sien dans un hôpital. Il en est devenu aveugle. Un jugement dans cette affaire a été rendu par la chambre civile du tribunal de Limoges le 13 juillet 2016.

Le docteur Bonnefond souhaite voir advenir « *une sensibilisation des soignants hospitaliers [...] généralisée pour une meilleure accessibilité aux soins pour la population sourde* ».
Il estime que toutes ces difficultés, notamment celle liée à l'absence de formation en langue des signes, pourraient être corrigées par des activités de formation soutenues et encouragées

---

[124] Hoang L, LaHousse SF, Nakaji MC, Sadler GR., *Assessing Deaf Cultural Competency of Physicians and Medical Students*. J Cancer Educ. 1 mars 2011;26(1):175-82.

[125] RALDES A., *Opéré par erreur d'un œil en raison de sa surdité, un octogénaire demande une expertise judiciaire,* Europe 1, juin 2016, https://www.europe1.fr/societe/opere-par-erreur-dun-oeil-en-raison-de-sa-surdite-un-octogenaire-demande-une-expertise-judiciaire-2779801

par les acteurs publics de santé (Caisse primaire d'assurance maladie, Agence régionale de santé, Maison départementale des personnes handicapées, etc.). De fait, « *ce dispositif remplit avant tout une mission de santé publique, non prise en charge dans toutes les zones du territoire français où il n'existe pas d'unités d'accueil et de soins en langue des signes*[126] ».

La première partie de ce travail de recherche nous a montré que le droit international et français prévoit de nombreuses dispositions juridiques pour permettre un accès effectif aux soins des personnes sourdes, comme tout un chacun.
De plus, un cadre juridique spécial régit les unités d'accueil et de soins en langue des signes. Entre autres, la circulaire du 20 avril 2007 est remplie de préconisations et recommandations pour une bonne mise en place d'unités de soins pour personnes sourdes.
D'un point de vue historique, cette mouvance du droit vers une amélioration de l'accès aux soins de ces personnes a été permise en réaction au constat d'une carence criante dans leur offre de soins dans les années 1980 et 1990, lors de l'épidémie de sida.
C'est à partir de la loi Kouchner du 4 mars 2002 que l'on peut vraisemblablement observer une avancée significative des droits des malades. Pour autant, les personnes sourdes se prévalent-elles en pratique de leurs droits ? Le paternalisme sanitaire, avec lequel a voulu rompre le législateur, a-t-il vraiment disparu vis-à-vis de ces patients atteints de déficience auditive ?
Par ailleurs, il faut souligner que nous assistons à des avancées en faveur du développement d'une médecine de ville sensibilisée à la surdité et formée en langue des signes. Ce développement est précieux et tout à fait indiqué pour les personnes sourdes. Elles n'auraient plus seulement à recourir aux seules unités de soins situées dans de grands établissements hospitaliers. Cette

---

126 AMOROS T., BONNEFOND H., MARTINEZ C. et CHARLES R., *Un dispositif ambulatoire pour la santé des sourds en soins primaires,* Cairn.info, 2014, p 205 à 2015

médecine de proximité est à développer pour venir en complément de l'activité exercée par les unités d'accueil et de soins.
Il serait plus que souhaitable que l'Agence régionale de santé apporte de nouveau son soutien financier pour cette activité de soins de proximité adaptée. Cela pourrait inciter et encourager d'autres médecins français à se former afin de recevoir ce public particulier.
Dans la pratique, ces dispositions de droit sont-elles effectives ? La loi seule, permet-elle l'application des droits dont jouissent les sourds ou le juge, garant de l'effectivité de ces mêmes droits, se doit-il d'intervenir ?

PARTIE 2 : En pratique, l'inadéquation des règles de droit dans l'accès aux soins des personnes sourdes

Dans la première partie de ce travail de recherche, nous avons précisé le cadre juridique général et spécial, relatif à l'accès aux soins de toute personne, qu'elle soit handicapée ou non.
Comme nous avons pu le constater, s'il n'existe pas de dispositions légales contraignantes et spéciales en tant que telles sur l'accès aux soins des personnes sourdes, celles générales ont vocation à s'appliquer pour elles.
Malgré ces dernières, pourtant très protectrices du droit des malades, les personnes sourdes ne bénéficient pas toujours d'un accès aux soins satisfaisant.
Nous avons vu que l'effectivité d'un droit se traduit par le fait qu'il trouve une application concrète mais aussi, cela nécessite l'existence de juges pour pouvoir sanctionner le non-respect éventuel de celui-ci. Ainsi, les personnes sourdes, peuvent ester en justice et dénoncer auprès d'un juge le non-respect de leurs droits, en tant que malades, si ceux-ci venaient à n'être pas respectés.

Dans cette deuxième partie nous constaterons que, dans les faits, les règles en vigueur relatives à l'accès aux soins des personnes sourdes ne sont pas toujours adéquates.
Pour ce faire, nous procèderons en deux temps. Dans un premier titre, nous analyserons des situations particulières mettant en évidence la rupture d'égalité persistante entre les personnes sourdes et les personnes entendantes (Titre 1).
Puis, dans un second titre, nous traiterons des difficultés et des freins des personnes sourdes à pouvoir ester en justice afin de faire valoir leur droit à être soignées comme toute personne. Nous ferons également des propositions pour faire évoluer leurs droits (Titre 2).

Titre 1 : Une rupture d'égalité persistante dans l'accès aux soins entre personnes sourdes et entendantes

Selon le philosophe A. de Tocqueville, « *les peuples démocratiques ont un goût naturel pour la liberté [...] mais ils ont pour l'égalité, une passion ardente, insatiable, éternelle et invincible*[127] *[...]* ».

Le principe d'égalité, selon cette citation, est fondamental. L'auteur insiste sur son aspect passionnel et comment les peuples démocratiques y sont attachés. La notion d'égalité est inhérente à l'homme.

Selon le doyen G. Cornu, l'égalité est un « *principe d'après lequel tous les individus ont, sans distinction de personne, de race ou de naissance, de religion, de classe [...] ni, aujourd'hui, de sexe, la même vocation juridique au régime, charges et droits que la loi établit*[128] ». En d'autres termes, les sourds, comme les entendants, doivent, en vertu du principe d'égalité, avoir le même accès aux soins, lequel est organisé en partie par le droit.

Ce principe revêt une importance particulière pour notre sujet : l'accès aux soins doit être le même pour tous au sens de l'article L. 1110-1 du code de la santé publique.

Comme nous l'avons vu dans la première partie, en droit français, le principe d'égalité est particulièrement bien ancré dans notre corpus juridique. Il compose la devise de la République française : « Liberté, Égalité, Fraternité ».

Ce principe est non seulement inscrit dans des lois spéciales (par exemple, l'égal accès aux soins[129], égalité des candidats dans les marchés publics[130], etc.) mais il est aussi érigé au plus haut de la

---

[127] DE TOCQUEVILLE A., *De la démocratie en Amérique*, t. 2, éd. GF-Flammarion, 1981, Paris, p. 122.

[128] CORNU G., *Vocabulaire juridique*, PUF, 10ème édition, 2014, sous le terme « égalité », page 388.

[129] Voir en ce sens l'article L. 1110-1 du code de la santé publique : « *les professionnels [...] contribuent [...] à garantir l'égal accès de chaque personne aux soins nécessités par son état de santé [...]* ».

[130] Voir en ce sens l'article 432-14 du code pénal relatif aux « *atteintes à la liberté d'accès et à l'égalité des candidats dans les marchés publics [...].*

hiérarchie des normes dans le bloc de constitutionnalité. Il se trouve dans diverses sources juridiques[131].

[131] Voir en ce sens, notamment, les articles 6 et 13 de la Déclaration de 1789, l'article 3 de l'actuelle Constitution française, l'introduction du préambule de la Constitution de 1946.

Chapitre 1 : L'exemple du difficile accès aux soins des futures mères et mères sourdes

Dans ce chapitre, nous nous appuierons sur différents travaux de recherche relatifs à l'accès aux soins des futures mamans et mamans sourdes. Ces travaux, mettent en exergue la rupture d'égalité existante entre les femmes sourdes et les femmes entendantes lors de leur suivi de grossesse (Section 1) et des suites de l'accouchement (Section 2). L'exemple du suivi pré et post- partum des femmes sourdes nous montre les défaillances sévères, et graves dans les conséquences, dans le système de soin périnatal. Ce chapitre, donc, décrit des exemples précis et très concrets de non-respect du droit de ces femmes et la différence de traitement entre les personnes sourdes et entendantes.

I- Les difficultés des futures mamans sourdes lors du suivi pré-partum

Il importe dans un premier temps de poser le cadre juridique relatif au suivi pré-partum des futures mères (Paragraphe 1) avant de décrire des faits illustrant le décalage en pratique de ces règles de droit vis-à-vis des futures mères sourdes concernant leur suivi pré-partum (Paragraphe 2).

§1 : Le cadre juridique relatif au suivi pré-partum des futures mères sourdes

Avant d'analyser comment devraient s'appliquer les règles juridiques relatives au suivi pré-partum des futures mères sourdes (B), il convient de poser et d'analyser le cadre juridique général qui s'impose à toute future mère (A).

A. Le cadre juridique général posé par le code de la santé publique

En vertu de l'article L. 2122-1 du code de la santé publique, un encadrement du suivi pré-partum des femmes enceintes est prévu.
Étymologiquement, « pré » vient du latin « *prae* » qui signifie « avant ». Le terme de partum vient également du terme latin « *partus* », qui signifie « accouchement ». Le pré-partum correspond à la période précédant l'accouchement d'une femme. Il est lié à la durée de la grossesse et dure donc en moyenne neuf mois.
Cet article dispose que « *Toute femme enceinte bénéficie d'une surveillance médicale de la grossesse [...] qui comporte, en particulier des examens prénataux [...] obligatoires pratiqués ou prescrits par un médecin ou une sage-femme* ». Dans la continuité de cet article il est également prévu que « *lorsque, à l'issue du premier examen prénatal, la sage-femme constate une situation ou des antécédents pathologiques, elle adresse la femme enceinte à un médecin* ».
Cette disposition ne fait nullement référence aux femmes enceintes sourdes mais leur est tout naturellement applicable. On constate qu'elle impose une procédure à suivre dans la réalisation d'actes médicaux et un certain cadre. Toute femme doit avoir accès à un suivi pré-partum, effectué par un médecin, qui consiste à s'assurer du bon déroulement de la grossesse.
L'article précité affirme que « *le nombre et la nature des examens obligatoires ainsi que les périodes au cours desquelles ils doivent intervenir sont déterminés par voie réglementaire* ». Ces examens font référence aux échographies, aux frottis cervico-utérins[132] ou encore aux prises de sang qui peuvent être effectuées pour s'assurer du bon développement de l'enfant *in utéro* et de la bonne santé de la mère.
L'article L. 2122-1 du code de la santé publique prévoit également qu'« *à l'occasion du premier examen prénatal, après information sur les risques de contamination, un test de dépistage de l'infection par le virus de l'immunodéficience*

[132] Voir en ce sens l'arrêté du 3 février 2010 relatif à la proposition de réalisation d'un frottis cervico-utérin lors du premier examen prénatal

humaine (VIH) *est proposé à la femme enceinte »*. Cette disposition est particulièrement intéressante notamment lorsqu'on la rattache à l'histoire des sourds et aux problèmes de santé publique dont nous avons déjà parlé.

Comme nous l'avons vu, les personnes sourdes avaient été oubliées et laissées de côté pendant l'épidémie de sida dans les années quatre-vingt-dix. Aucune campagne de prévention ne leur était accessible en langue des signes ou dans leur niveau de français. Certaines avaient été contaminées par le virus sans le savoir et pouvaient potentiellement le transmettre n'ayant pas connaissance de l'existence, de l'ampleur ou de la gravité de cette maladie.

Aussi, cette disposition du code de la santé publique est intéressante en ce qu'elle propose le dépistage, devenu presque systématique, des futures mamans sourdes. La question de l'obligation ou non de proposer un test du VIH a d'ailleurs été soulevée lors d'une affaire portée devant les hauts magistrats français. La première chambre civile de la cour de cassation, par un arrêt en date du 20 janvier 2011, a affirmé que « *l'absence de réalisation durant la grossesse de dépistage du virus du SIDA ne constitue par un manquement fautif de l'établissement de soins où la patiente a accouché, dans la mesure où cette dernière, suivie régulièrement par son médecin généraliste en raison de sa séropositivité dans les six années précédant sa grossesse, disposait de toutes les informations nécessaires [...]*[133] ». Bien que la disposition légale ne prévoie aucune obligation de réaliser le test de dépistage du VIH, dans la grande majorité des cas, il y est procédé et ce, facilement, par le biais d'une prise de sang. De plus, ce test de dépistage est entièrement pris en charge, ce qui peut encourager d'autant plus les personnes et notamment les femmes enceintes à procéder à ce test si elles le souhaitent.

Le cadre juridique relatif au suivi prénatal des femmes sourdes est assez simple en ce qu'il n'a sa place que dans une seule et unique disposition du code de la santé publique que nous avons citée. Toutefois, il reste important dans la mesure où il est relativement complet et prévoit une certaine série d'examens,

---

133 Civ. 1ère 20 janvier 2011, n°09-68.042

lesquels sont applicables également aux femmes sourdes qui sont enceintes.

B. L'application du cadre juridique général aux mères en devenir

Les femmes sourdes enceintes, ont les mêmes droits que les femmes entendantes.
À ce titre, elles ont le droit à un suivi pré-partum adapté à leur situation de handicap, ce qui n'est pas toujours le cas dans la pratique.
Une attention particulière doit être apportée à ces femmes sourdes dans la gestion des actes concernant le suivi de leur grossesse (consultations, examens médicaux, etc.). En effet, les difficultés de communication avec le corps médical, liées à la langue, l'incompréhension génère une anxiété importante chez elles, néfastes pour le bon déroulement de la grossesse et l'intégration de ce grand changement dans leur vie.
Cette relation patient-médecin est très satisfaisante lorsque le médecin pratique la langue des signes à l'instar de ce qui se fait dans les unités d'accueil et de soins en langue des signes (cf. chapitre 1, du titre 2 de la partie 1 sur ce sujet). Elle peut aussi l'être lorsque le médecin, *a minima*, est sensibilisé au handicap de la surdité et qu'il en connaît les spécificités. Elle l'est, enfin, lorsque le médecin permet à la personne sourde de lire sur les lèvres, d'échanger patiemment à l'écrit, de lui montrer des schémas explicatifs du déroulement de la grossesse[134].
En vertu de l'article L.2122-1 du code de la santé publique précité, « *toute femme enceinte bénéficie [...] d'examens prénataux obligatoires [...]* ».
Cette partie de la disposition est intéressante si on la rattache au droit à l'information, droit emblématique des patients dans le code de la santé publique. En effet, ce droit porte notamment sur

---

[134] La maternité Notre Dame de Bon Secours, rattachée au groupe hospitalier Saint Joseph, située dans le quatorzième arrondissement de Paris, prévoit un dispositif satisfaisant en ce sens : une gynécologue sensibilisée à la surdité et accompagnée d'un interprète en langue des signes en présence de patientes sourdes, enceintes.

tous les examens médicaux qui peuvent être réalisés sur des patients.
C'est l'article L.1111-2 du code de la santé publique qui prévoit ce droit. Il y est disposé que « *toute personne a le droit d'être informée sur son état de santé. Cette information porte sur les différentes investigations, traitements, ou actions de prévention qui sont proposés, leur utilité, leur urgence éventuelle, leurs conséquences, les risques fréquents ou graves normalement prévisibles [...]* ». En somme, ce droit à l'information est extrêmement vaste et entre dans le cadre des examens pratiqués et soins prodigués dans le suivi pré-partum des femmes enceintes.
Or, comment respecter ce droit à l'information pour les personnes sourdes, dans le cadre de ce suivi, si les médecins ne parlent pas la langue de la patiente? Cela nous conduit naturellement à nous interroger sur l'effectivité, c'est-à-dire la réalisation en pratique, du droit à l'information.
En effet, si le médecin ne parle pas la langue des signes et ne sait pas comment communiquer avec une future mère sourde, comment peut-il lui expliquer l'importance de pratiquer des échographies ou des prises de sang ? Comment peut-il lui expliquer également l'opportunité de faire pratiquer un frottis cervico-utérin qui n'est pas un acte anodin, en tant qu'il touche à l'intimité, surtout quand la patiente ne sait pas à quoi cela sert ?
En revanche, en ce qui concerne la deuxième partie de la disposition de l'article L. 2122-1 du code de la santé publique, qui a trait à la possibilité pour une femme de réaliser un test de dépistage du VIH, la réalisation de ce droit est plus aisée.
En effet, comme nous l'avons déjà dit, l'histoire des sourds a été fortement marquée lors de l'épidémie du sida. Les pouvoirs publics ont vraiment pris conscience des insuffisances de leurs actions et à ce jour, les femmes sourdes ont accès à l'information sur la portée de ce virus. Une série d'obligations de la part du médecin que nous avons citée, semble être un peu mieux prise en compte.
Assurément, on peut affirmer que les unités d'accueil et de soins en langue des signes dans les centres hospitaliers publics sont maintenant disposées à livrer des informations relatives à cette

maladie qu'est le sida. De plus, des campagnes de prévention spécifiques, accessibles aux personnes sourdes, existent[135]. Enfin, certaines associations, à l'instar de *Femmes sourdes citoyennes et solidaires* ou encore la *Maison des femmes de Paris*, qui tiennent une permanence juridique en langue des signes, sont toutes disposées pour délivrer des informations sanitaires relatives au sida en matière de prévention, de conduites à tenir, etc. Toutefois, il importe de préciser que ces associations n'ont pas de compétences médicales poussées mais transmettent simplement des informations liminaires.

Dès lors que nous avons posé le cadre juridique général et que nous l'avons appliqué au cas des futures mères sourdes, il convient de voir comment ces droits se traduisent en pratique. Nous donnerons quelques exemples de situations vécues par des femmes sourdes, cités dans des travaux de recherche de sages-femmes étudiantes.

§2 : Les illustrations factuelles des difficultés liées au suivi pré-partum des femmes sourdes

Pour enrichir le présent travail de recherche et illustrer le décalage en pratique des règles de droit à la situation des femmes sourdes, des exemples factuels ont été tirés d'un mémoire rédigé par Madame Labbe, en vue de l'obtention du diplôme d'état de sage-femme[136].

En introduction du mémoire précité, il est affirmé que « *La maternité est une étape importante de la vie d'une femme et d'un couple*[137] ».

---

[135] Voir en ce sens le site internet de prévention du VIH pour les personnes sourdes et malentendantes : https://www.sida-info-service.org/sante-des-sourds-et-malentendants/

[136] LABBE S., *Surdité et maternité : pour une prise en charge spécialisée et personnalisée. L'exemple de la consultation et de l'accompagnement « Parentalité et handicap » à l'Institut Mutualiste Montsouris*, présenté et soutenu publiquement le 15 juin 2017 à Rouen, sous la direction de Mme IDIARD-CHAMOIS B.

[137] *Ibidem*, page 9

Le choix personnel de l'établissement de santé où la mère va donner naissance à son enfant est à prendre en considération. Il peut y avoir des attentes relatives à la sécurité représentée par les niveaux proposés par les établissements, le niveau 1 étant le niveau classique permettant des accouchements simples et le niveau 3 étant un niveau qui permet la gestion d'accouchements complexes. Une femme enceinte peut aussi choisir un établissement de santé en fonction de sa proximité avec son domicile.
Aussi, Madame Labbe pose une interrogation tout à fait pertinente : qu'en est-il de ces attentes lorsque la femme enceinte est sourde ? L'offre de soins actuelle permet-elle à une femme enceinte sourde « *un choix adapté à sa situation quel que soit son lieu de résidence ?*[138] ».

A. Les difficultés récurrentes liées à la communication

La communication entre les patients sourds et le corps médical est souvent bien limitée. Cette limitation provient d'un manque de temps des professionnels de santé et d'une méconnaissance du handicap.

Généralement, les personnes sourdes pratiquent la langue des signes. Idéalement, lorsqu'une future maman sourde souhaite recourir à un médecin dans le cadre de sa grossesse, il semble important qu'elle puisse communiquer avec lui dans sa langue. Cela permettrait un respect de ses droits fondamentaux édictés par la loi Kouchner du 4 mars 2002 que nous avons déjà pu évoquer. Il s'agit notamment du droit à « *l'information éclairée, complète et loyale* ». La pratique de la langue des signes entre le patient sourd et le corps médical permet à ce dernier de se mettre au même niveau que le sourd. Par ce biais, le médecin pourra communiquer des informations compréhensibles et abordables pour le patient.

Il faut préciser qu'une personne sourde, lorsque l'usage de la langue des signes n'est pas possible, parce que le professionnel

---

[138] *Ibidem,* page 9

de santé ne la pratique pas, peut toutefois s'exprimer par d'autres moyens, mais beaucoup moins satisfaisants pour elle.
Elle peut s'exprimer à l'oral et recourir à la lecture labiale ce qui est loin d'être aisé pour elle car cela demande un effort intense de concentration et génère une fatigabilité très grande.
Il existe aussi la possibilité d'utiliser l'écrit si la personne sourde n'est pas illettrée. Enfin, dans certains cas, lorsque le sourd ne sait pas lire sur les lèvres ou ne sait pas écrire, il est toujours possible de mimer pour essayer de faire passer un message. Quoiqu'il en soit, ces difficultés de communication sont récurrentes et engendrent des conséquences non négligeables.
Citons un extrait du rapport de l'INPES, : « *les professionnels de santé n'articulent pas ou trop, [...] parlent derrière un masque, ne se placent pas face au patient pour lui parler, ne répètent pas [...] ou ne s'assurent même pas que le patient ait compris le contenu de la consultation médicale* »[139].

Dans un autre mémoire de recherche[140] consacré au suivi des femmes sourdes enceintes, un fait nous illustre bien les conséquences d'une communication déficiente entre les femmes sourdes et leur médecin. Différentes mères sourdes expliquent le suivi de leur grossesse et leur accouchement en établissement de santé. À l'une des mères, il a été posé la question de savoir si elle avait développé un diabète gestationnel[141]. Celle-ci a répondu ne pas savoir ce que cela était. La rédactrice du mémoire en a déduit qu'elle avait développé un tel diabète car cette femme lui a expliqué s'être souvenue boire du sucre pendant ses grossesses. Cela est très surprenant que cette femme n'ait pas eu connaissance de cette maladie dont elle était peut-être atteinte, qui pourtant est connue.

De plus, il est rapporté qu'un jour une femme a réalisé une échographie. L'échographiste lui a dit que « *le bébé n'était pas*

---

[139] Institut national de prévention et d'éducation pour la santé. *Le rapport à la santé des personnes sourdes, malentendantes ou ayant des troubles de l'audition : résultat d'une étude qualitative*. 2012, mis à jour en 2016.
[140] RUBAT DU MERAC F., *Les femmes sourdes et la maternité : du pré au post partum immédiat de trois femmes sourdes et de leurs soignants. Constat et propositions.* Gynécologie et obstétrique. 2004. Dumas-00785793.
[141] RUBAT DU MERAC F., *ibidem*, page 110.

assez gros comme s'il ne voulait pas manger » sans donner plus d'informations. « *Elle a beaucoup pleuré et a été hospitalisée pour qu'elle puisse se reposer, manger et donner à manger au bébé*[142] ». Cette situation est plus que regrettable car l'échographiste aurait dû présenter davantage de délicatesse dans ses propos mais a souhaité « simplifier » son langage pour se faire comprendre. Les conséquences ont été importantes : cette femme sourde a été prise « *d'angoisses criantes*[143] ».
Par ailleurs, la plupart des femmes sourdes ne savent pas ce qu'est un frottis cervico-utérin ce qui est pourtant un examen gynécologique important dans la vie d'une femme pour s'assurer qu'elle est en bonne santé.

Ainsi, ces faits illustrent bien les difficultés de communication entre les patientes sourdes et le corps médical. Les conséquences sont telles qu'elles ne connaissent pas ou peu les actes médicaux pourtant courants (dépistage du diabète gestationnel, dépistage de la toxoplasmose, frottis cervico-utérin etc.). Aussi, on perçoit le décalage entre les droits fondamentaux, notamment le droit à une information éclairée, dont jouissent les sourds mais leur inapplication en pratique.

B. L'inaccessibilité résiduelle des cours de préparation à l'accouchement

En vertu de l'article L. 4151-1 du code de la santé publique, « *l'exercice de la profession de sage-femme comporte des actes nécessaires [...] à la préparation psychoprophylactique à l'accouchement* ». C'est-à-dire que les sages-femmes ont la possibilité de dispenser des cours de préparation à l'accouchement. Ces derniers permettent à la future maman de se préparer aussi bien physiquement que psychologiquement à l'arrivée du bébé. Cette préparation traditionnelle à l'accouchement permet de bien connaître les différentes étapes de celui-ci et de pouvoir les anticiper le moment venu. Ces cours

---

142 Ibidem, page 63.
143 *Ibidem,* page 64.

peuvent être entièrement remboursés par la Sécurité Sociale, dans la limite de 8 séances.
Cette pratique est indiquée pour les femmes sourdes qui vivent souvent très mal leur accouchement. De fait, dans la plupart des cas, elles n'ont pas été préparées.
Dans le mémoire de recherche précédemment cité, une femme témoigne que « *la sage-femme ne s'occupait pas d'elle ; qu'elle l'oubliait [...] Elle a abandonné à la suite de la troisième séance et n'a pas souhaité en suivre pour les grossesses suivantes* ». Une autre femme dit avoir « *gardé un mauvais souvenir des cours collectifs. Ni elle, ni son mari* [sourd] *présent à ses côtés n'ont réussi à s'intégrer. Ils n'ont pas eu l'impression que la sage-femme ait fait attention à eux et ait répondu à leurs interrogations.* ».
Il est regrettable que ces mères sourdes aient mal vécu leurs cours de préparation à l'accouchement. Cela l'est d'autant plus que le code de déontologie médicale[144] astreint la sage-femme à traiter avec la même conscience toute patiente quel que soit son handicap ou son état de santé.
Encore une fois, on constate que le droit à l'information éclairée des patientes sourdes n'est pas honoré et, également, leur dignité non respectée car non prises en considération dans leurs difficultés. Toutefois, il existe dans certains cas des cours de préparation à l'accouchement qui peuvent très bien se dérouler. C'est le cas des couples sourds qui les suivent individuellement, avec éventuellement la présence d'un interprète en langue des signes, souvent financé par leurs propres moyens.

Il appert de ce travail de recherche que ces futures mamans sourdes ressentent une grande solitude et une angoisse exacerbée, ce qui n'est pas souhaitable quand une femme est enceinte. Certaines mères ont « *perdu confiance en elles* » et éprouvent une « *baisse de leur estime d'elles-mêmes* ». Elles se sentent souvent « *inférieures* » et jugées par les autres qui parfois ne les « *jugent pas dignes d'être mamans* »[145].

---

[144] Voir en ce sens l'article R 4127-305 du code de déontologie médicale
[145] RUBAT DU MERAC F., ibidem, pages 57 et suivantes

Ces quelques faits nous montrent qu'il existe un décalage certain entre les règles de droit qui sont posées et la pratique. Si le cadre juridique en matière de suivi de la grossesse se veut très encadré et respectueux de la future mère, cela ne semble pas toujours se transposer en pratique. C'est le cas pour les femmes enceintes sourdes qui témoignent avoir de mauvais souvenirs de leur grossesse du fait des difficultés de communication avec le médecin ou des difficultés lors des cours de préparation à l'accouchement.

Désormais, il importe d'étudier les difficultés des jeunes mamans sourdes, dans le cadre de leur suivi post-partum.

II- Les difficultés des jeunes mamans sourdes dans le cadre de leur suivi post-partum

Nous évoquerons à présent les difficultés des jeunes mamans sourdes au moment de leur accouchement et lors de leur suivi post-partum. Nous présenterons, dans une première partie, des faits illustrant les difficultés des jeunes mamans sourdes (Paragraphe 1) avant de pouvoir proposer certaines solutions pour pallier ces difficultés et rendre leur droit d'accès aux soins davantage effectif. (Paragraphe 2)

§1 : Les difficultés des jeunes mères sourdes au moment de l'accouchement et lors du post-partum

Nous avons sélectionné deux étapes intéressantes dans la vie des jeunes mères sourdes qui peuvent être source de difficultés pour elles du fait de leur handicap. Il s'agit de celle relative à l'accouchement (A) et de celle pouvant survenir au cours du suivi après celui-ci (B).

A. Les difficultés autour de l'accouchement

En vertu de l'article R.4127-327 du code de la santé publique, « *la sage-femme doit prodiguer ses soins sans se départir d'une attitude correcte et attentive envers la patiente, respecter et faire respecter la dignité de celle-ci »*.

De plus, à l'article R.4127-305 du code de la santé publique, comme nous l'avons mentionné précédemment, « *la sage-femme doit traiter avec la même conscience toute patiente et tout-nouveau-né quels que soient [...] son handicap ou son état de santé [...] »*.

Aussi, la sage-femme est astreinte à certaines obligations. Elle doit soigner toute femme et mettre au monde tout nouveau-né avec la même conscience, peu importe le handicap de la mère qui accouche ou de l'enfant. Elle doit traiter avec dignité les femmes qu'elle reçoit.

Comme il a pu être rapporté dans le mémoire de Madame Rubat du Merac[146], il existe d'importantes variations entre le déroulement et le vécu de chaque femme vis-à-vis de l'accouchement. Certaines ont un bon souvenir de celui-ci qui est lié en grande partie à l'attention particulière et à la prévenance de la sage-femme, tandis que d'autres se sont plaintes de son manque de disponibilité.

L'accouchement est un moment intime pour le couple. Selon Madame Rubat du Merac, *« il semble très important que les parents ne subissent pas sans savoir »*. La situation particulière qu'est l'accouchement, fait que la sage-femme, occupée à surveiller de très près le bon déroulement, n'est pas « visible » pour les parents sourds. Cela empêche tout échange visuel entre eux. Cela génère des malentendus, des incompréhensions ou des peurs pour les jeunes parents.

Selon un témoignage transmis par Madame Rubat du Merac, pour une femme sourde, l'évocation de la naissance de ses enfants reste quelque chose de « *très douloureux*[147] ». Elle a souffert de son isolement. N'ayant aucune information, elle a ressenti une intense angoisse. Au moment de son accouchement, « *elle ne pouvait pas signer, elle avait les bras attachés. Elle ne pouvait pas oraliser, les lunettes à oxygène l'en empêchaient*[148] ». Elle ne pouvait pas non plus comprendre ce qui

---

146 *Ibidem*, page 112.

147 *Ibidem.*

148 *Ibidem.*

se disait autour d'elle car tout le monde portait un masque. Elle a ensuite été transférée en salle de réveil avec d'autres personnes et ne savait pas où elle se trouvait, ni même où était son nouveau-né.

Selon la sage-femme qui a rédigé ce mémoire, cette patiente « *n'a pas été traitée de façon humaine* » et n'a pas été traitée dignement au sens de l'article R.4127-327 du code de la santé publique.

Il est extrêmement choquant que cette femme sourde ait été séparée de son enfant, sans raison médicale semble-t-il, et qu'elle n'ait pas été informée de l'endroit où il se trouvait.

Or, on connait l'importance de ces tous premiers instants de la vie, pour l'instauration du lien mère-bébé.

Comme l'explique le docteur Pierre-Henri Bréchat, lors de ses enseignements, « *il est mauvais que l'enfant soit séparé de sa mère dès les premiers instants de sa vie* [149] ».

Il existe une autre difficulté que rencontrent les femmes sourdes lors de leur accouchement. C'est au moment de la pose de la péridurale, lorsqu'elles souhaitent y avoir recours. Tout cela se passe dans le dos de la patiente et « *le guidage pour la position se fait habituellement à la voix*[150] ». Or, comment pratiquer cet acte médical « à la voix » pour une femme sourde si le médecin est placé derrière elle ?

Une femme dont l'anesthésie s'est mal passée, a souffert de dorsalgies plusieurs mois durant.

Cela, semble-t-il, aurait pu être évité avec la présence de deux professionnels : un médecin qui aurait réalisé l'anesthésie et un autre qui se serait placé face à la patiente pour la guider et la rassurer.

---

[149] BRECHAT P-H., propos tenus lors d'un enseignement relatif aux politiques sanitaires, en référence à l'affaire des bébés qui ont été transférés hors de la région francilienne en décembre 2019, par manque de place de lits en réanimation. Voir en ce sens : BEGUIN F. *« On a frôlé la catastrophe sanitaire » : les services pédiatriques d'Ile-de-France au bord de la rupture,* Le monde, 12 décembre 2019. www.lemonde.fr/societe/article/2019/12/12/les-services-pediatriques-sous-pression-en-ile-de-france_6022560_3224.htlm

[150] RUBAT DU MERAC F., ibidem, page 113.

Des explications de l'anesthésiste doivent être proposées avant la réalisation de cet acte médical afin de mieux anticiper les étapes au moment venu.
De telles difficultés ne seraient probablement pas survenues si la femme était entendante.
En droit, il faut préciser qu'il n'y a rien de plus contraire au principe d'égalité que de traiter de façon égale des situations différentes. En effet, comme l'explique un professeur de droit sur le site internet du Conseil Constitutionnel, « *une différence de traitement n'est donc pas en soi une inégalité de traitement, ni une discrimination. Est inégale ou discriminatoire la différence de traitement de deux situations qui doivent pourtant être considérées comme semblables*[151] ». Aussi en anesthésiant de la même manière les femmes sourdes et les femmes entendantes, qui ne sont pas dans une situation semblable (l'une étant en situation de handicap et l'autre non), en ne prévoyant donc aucun dispositif adapté pour les premières, cela constitue une rupture de l'égalité entre elles.

Dans la plupart des témoignages recensés, les femmes sourdes ressentent beaucoup de peur au moment de leur accouchement. Les professionnels de santé n'apportent pas toujours des propos rassurants à la femme et au couple sourd pourtant indispensables dans ces moments intenses où l'angoisse peut rapidement prendre le dessus.
Désormais, il nous est possible de traiter des difficultés survenant après l'accouchement.

B. Les difficultés durant les suites de couches

Comme l'a exprimé le docteur Bréchat, le séjour en suites de couches est un moment clé dans l'instauration du lien mère-enfant. Durant celui-ci, trois jours environ, l'ensemble des soins de puéricultures sont expliqués aux parents et doivent être compris par eux. Ces soins concernent la toilette du bébé, la manière dont il faut le porter, son alimentation, etc.

---

[151] JOUANJAN O., *Logiques de l'égalité,* site internet du Conseil Constitutionnel, Dossier n°4. Titre VII, avril 2020.

Toujours dans le mémoire de Madame Rubat du Merac, une femme sourde a témoigné avoir souffert qu'on lui ait refusé qu'elle garde son bébé la nuit auprès d'elle « *à cause de sa surdité*[152] ». Cela a été « *inhumain* » pour elle qui désirait avoir son nouveau-né à ses côtés. Il serait souhaitable que les hôpitaux qui accueillent des jeunes mères sourdes soient équipés de détecteurs de pleurs qui permettraient à une mère sourde de pouvoir veiller elle-même sur son nourrisson la nuit. Cela lui permettrait de s'en occuper de manière autonome.
Le détecteur de pleurs correspond à un babyphone classique mais est adapté aux personnes sourdes. Au lieu d'émettre des sons, il va vibrer ou émettre des flashs lumineux très forts pour avertir les parents que leur bébé pleure, pousse des cris ou même babille simplement. Un tel dispositif n'est pas très coûteux[153] et pourrait être facilement acquis par les hôpitaux.
Un autre aspect peut être source de difficultés. C'est celui lié au dépistage de la surdité du bébé. Bien que celui-ci ne soit pas obligatoire[154] il est proposé, et parfois même imposé, aux parents, juste après la naissance de leur enfant. Nous nous intéressons ici aux cas de parents sourds qui ne souhaitent pas faire ce dépistage. En effet, de manière générale, ils savent intuitivement si l'enfant est sourd ou pas et ne jugent pas utile un tel diagnostic, surtout dans les premiers jours de la vie de bébé.
Une femme sourde, dans un témoignage, explique que généralement, « *dans le ventre on sent si le bébé est sourd ou pas. C'est de l'instinct maternel. Par exemple, si une porte claque ou si on met de la musique, si le bébé bouge, c'est qu'il est entendant. S'il ne bouge pas, on devine qu'il est sourd. Voilà, pas besoin d'un diagnostic qui d'ailleurs n'est pas très fiable la plupart du temps* ».

---

[152] Ibidem, page 114

[153] Varie entre 100€ et 170 € selon les caractéristiques du détecteur de cri de bébé pour sourds. https://www.audilo.com/1796-detecteur-de-cri-de-bebe-pour-sourds-par-jenile.html

[154] Arrêté du 3 novembre 2014 relatif au cahier des charges national du programme de dépistage de la surdité permanente néonatale

Des associations[155] refusent ce dépistage quasiment systématique car lorsque l'on annonce à des parents non préparés que leur enfant est sourd cela provoque de la consternation, de l'angoisse, allant parfois jusqu'à une rupture du lien. Cela n'est pas souhaitable quelques heures après un accouchement !
Une autre femme sourde témoigne : « *mon rôle de parent n'a pas été respecté à l'hôpital* ». Un pédiatre est entré dans sa chambre pendant qu'elle dormait et « *il a commencé le test sans son autorisation, sans même la réveiller pour l'avertir de sa présence. Quel choc à son réveil !* ». Cette femme a été furieuse, elle s'est sentie démunie et estime avoir fait l'objet d'un abus de pouvoir. Ce médecin était dans l'illicéité en procédant à ce test à son insu. Une telle situation ne serait probablement pas arrivée pour une femme entendante. En effet, pour une femme entendante, le médecin aurait peut-être moins été « tenté » de procéder au test. Mais lorsqu'il est face à une femme sourde, il peut être enclin à penser qu'elle a transmis la surdité à son enfant. On peut affirmer qu'il existe là une rupture de l'égalité de fait entre les femmes sourdes et les femmes entendantes.
Ce médecin a ainsi violé l'arrêté du 3 novembre 2014 qui explique que peut être proposé un dépistage néonatal de la surdité, mais en aucun cas il n'est obligatoire. De plus, l'autorisation doit être demandée aux parents. On peut même dire que le respect de sa vie privée a été violé car le médecin s'est introduit dans la chambre sans avertir la patiente.
Selon un arrêt de la Cour d'appel de Paris, en date du 17 mars 1986, Assistance publique de Paris c/ X. et autres, « *une chambre d'hôpital occupée par un malade constitue pour lui au sens de l'art. 184 du code pénal, un domicile protégé en tant que tel par la loi, qu'il occupe à titre temporaire mais certain et privatif et où, à partir du moment où cette chambre lui est affectée et pour tout le temps que dure cette affectation, il a le droit, sous la seule réserve des nécessités du service, de se dire chez lui et notamment d'être défendu contre la curiosité publique*[156] ».

---

[155] Voir par exemple ANPES- Association Nationale de Parents d'Enfants Sourds : www.anpes.org/depistage-precoce-de-la-surdite-arrete-du-3-novembre-2014.html

[156] Cour d'appel de Paris, 11e ch. Corr., 17 mars 1986.

La chambre d'hôpital est le lieu essentiel de l'intimité du patient où il peut exercer son droit au respect de sa vie privée au sens de l'article L 1110-4 du code de la santé publique, mais aussi au sens de l'article 9 du code civil qui dispose que « *chacun a droit au respect de sa vie privée* ».

Encore une fois, on perçoit bien le décalage entre ce que prévoit théoriquement le droit et ce qu'il se passe en pratique. Bien que le droit pose un cadre très protecteur sur le respect de la vie privée, érigé dans la loi mais aussi dans les normes suprêmes, ce droit n'est souvent pas respecté pour les personnes sourdes. Il en est de même du droit qu'a chaque malade concernant le respect de sa dignité. Généralement, les personnes sourdes sont considérées comme « diminuées » et pas très autonomes. Les médecins sont parfois peu respectueux de leur autonomie et ignorants de leur savoir-faire.
Certaines avancées pourraient être réalisées pour améliorer le séjour à l'hôpital des femmes sourdes enceintes qui s'apprêtent à accoucher et qui souhaitent être assistées dans les suites de couches. Il existe des solutions tout à fait abordables qui peuvent être mises en place rapidement.

§2 : Les remèdes pour permettre un séjour en maternité respectueux des mères sourdes

Plusieurs étudiantes sages-femmes[157] ont proposé dans le cadre de leur travail de recherche des solutions pour améliorer le séjour des mères sourdes à l'hôpital afin qu'il soit plus respectueux. La première recommandation est celle d'utiliser et de développer des outils déjà mis en place (A). La seconde est celle de sensibiliser les professionnels de santé à la culture sourde et aux difficultés des sourds (B).

---

[157] RUBAT DU MERRAC F., ibidem, et LABBE S., Ibidem.

A. L'utilisation et le développement d'outils déjà mis en place

Les recommandations citées ci-après sont toutes empruntées du mémoire de Madame Labbe.[158]

1) La prise de rendez-vous informatisée

En général, lorsqu'une personne souhaite prendre un rendez-vous à l'hôpital elle peut le faire par mail, à condition bien sûr qu'elle ait à sa disposition l'adresse mail adéquate. Encore trop souvent, les médecins n'indiquent pas leur mail sur les ordonnances ou sur les sites tels Doctolib.fr.
Le fait de contraindre les médecins à indiquer systématiquement une adresse mail ou un numéro de portable professionnel pourrait grandement faciliter la prise de rendez-vous par les personnes sourdes. Il nous faut rappeler également que les personnes sourdes, via le centre relais téléphonique, ont depuis peu, la possibilité de passer des appels.
Aussi, la prise de rendez-vous par mail, directement par la personne sourde, serait un moyen facile à mettre en place, pour favoriser son accès aux soins.

2) L'utilisation accrue du dossier médical partagé

En vertu de l'article R.1111-26 du code de la santé publique, *« Le dossier médical partagé est un dossier médical numérique destiné à favoriser la prévention, la qualité, la continuité et la prise en charge coordonnée des soins des patients, dont les modalités de création, d'accès et de fonctionnement sont régies par la présente section. »*.
Ce document permet à tout médecin qui prend en charge une personne d'avoir une vision globale de son état de santé et des traitements qu'elle peut prendre. Il peut épargner d'avoir à recommencer la réalisation d'actes médicaux déjà réalisés, oubliés par le patient.

---

[158] LABBE S., Ibidem, page 75

Il peut être un outil pour le médecin qui soigne une personne sourde surtout lorsqu'il ne parvient pas à communiquer avec elle dans des moments critiques, où le temps peut manquer.
Par exemple, lorsqu'une femme enceinte prend un traitement et qu'elle doit accoucher sur le champ, la sage-femme doit avoir connaissance dudit traitement. En passant par le dossier médical partagé, elle pourrait en avoir connaissance sans avoir à demander à la patiente qui ne peut s'exprimer ou qu'elle ne connaît elle-même pas le nom du médicament qu'elle prend.
Notons que l'utilisation de ce dossier médical ne doit pas priver tout échange entre la personne sourde et le médecin. Il faut laisser la possibilité au patient de s'exprimer, dans un premier temps, sur les thérapeutiques qu'il peut consommer. Ce n'est qu'en cas de doute, ou défaut de communication, que le médecin pourrait recourir au dossier médical partagé. Le professionnel de santé ne doit pas se satisfaire seulement de ce qui est contenu dans le dossier médical partagé car ce dernier peut parfois être incomplet ou non réactualisé.
Cette utilisation du dossier médical partagé n'est pas systématique en France. L'assurance maladie rapportait en décembre 2019[159] qu'il existait, à ce moment-là, plus de huit millions de dossiers médicaux partagés qui avaient été ouverts, ce qui est relativement faible eu égard au nombre d'habitants en France. En effet, certaines personnes sont frileuses à l'ouverture d'un tel dossier qu'elles estiment attentatoire à leur vie privée. Certaines préfèrent être les seules titulaires des informations médicales et ne pas les indiquer dans un tel document.
Le fait d'utiliser le dossier médical partagé pour les femmes sourdes enceintes peut être un outil, parmi d'autres, pour améliorer leur accès aux soins. Ce type d'outil est tout à fait abordable et facile à mettre en place car il l'est déjà pour nombre de patients, qu'ils soient ou non en situation de handicap.

---

[159] Site de l'assurance maladie, *Plus de 8 millions de DMP désormais ouverts,* 20 décembre 2019 https://www.ameli.fr/medecin/actualites/plus-de-8-millions-de-dmp-desormais-ouverts

3) La mise en place de groupements hospitaliers de territoires

En 2014, Marisol Touraine, alors ministre des affaires sociales, de la santé et des droits des femmes, a impulsé une politique en faveur de la mise en place de groupements hospitaliers de territoires (GHT).

Le groupement est un dispositif qui permet une coopération entre plusieurs établissements publics de santé sur un même territoire. Il est régi par le code de la santé publique sous les articles L.6132-1 à L.6132-7.

Selon l'article L.6132-1 du code de la santé publique, «*le groupement hospitalier de territoire a pour objet de permettre aux établissements de mettre en œuvre une stratégie de prise en charge commune et graduée du patient, dans le but d'assurer une égalité d'accès à des soins [...]*».

En d'autres termes, la mise en place d'un tel groupement peut permettre à plusieurs établissements de santé, via un projet médical partagé, d'élaborer un projet. Ce dernier pourrait par exemple être celui de prendre en charge des femmes sourdes enceintes ou des personnes sourdes de manière générale. Certains hôpitaux pourraient alors se regrouper et coopérer dans le cadre de la prise en charge de personnes sourdes. Ils pourraient proposer, par exemple, des actions de sensibilisation à ce type de handicap ou encore former à des types de comportements à adopter avec ce public lors de consultations médicales.

Le groupement permet aussi, selon la disposition légale précitée, « *une rationalisation des modes de gestion par une mise en commun de fonctions [...]* ». Aussi, au lieu d'éparpiller de manière inégale une offre de soins spécialisée pour personnes sourdes, sur le territoire français, une telle offre au sein d'un groupement serait souhaitable. Il y aurait là une réelle coopération et un travail d'équipe qui traduirait un gain de moyens mais aussi de temps.

Selon Madame Labbe, « *la mise en place des GHT est une belle occasion de mettre en place des consultations spécialisées qui couvriraient une part de la population plus importante*[160] ».

[160] LABBE S., Ibidem Page 75

Cette mise en place est abordable et faisable car elle est prévue dans la loi, dans le code de la santé publique. Il apparaît opportun que les établissements publics de santé développent de tels groupements afin de permettre une prise en charge de qualité, « *commune et graduée* » du patient sourd pour lui permettre une réelle *« égalité d'accès aux soins [...] »* comme précité.
Une autre recommandation peut être proposée pour permettre une amélioration dans l'accès aux soins des mères sourdes mais aussi du public sourd de manière plus large. Il s'agirait de sensibiliser les professionnels de santé à la culture sourde et aux difficultés que peuvent rencontrer les personnes sourdes en général.

B. La sensibilisation des professionnels de santé à la culture sourde et aux spécificités des sourds

Selon l'article 7 de la loi du 11 février 2005 relative à l'égalité des droits et des chances, la participation et la citoyenneté des personnes handicapées, il est disposé que sera inséré dans le code de la santé publique un article L. 1110-1-1 qui déclare que « *Les professionnels de santé [...] reçoivent, au cours de leur formation initiale et continue, une formation spécifique concernant l'évolution des connaissances relatives aux pathologies à l'origine des handicaps et les innovations thérapeutiques, technologiques, pédagogiques, éducatives et sociales les concernant, l'accueil et l'accompagnement des personnes handicapées, ainsi que l'annonce du handicap* ».
Cette formation, qui doit être initiale, paraît primordiale pour faciliter la relation soignant-soigné sourd, qui repose sur une communication non-verbale, et qui est pourtant le pilier de cette relation. En effet, la communication entre ces deux personnes est si importante pour assurer une bonne consultation médicale et soigner correctement le patient sans lui faire passer des examens médicaux supplémentaires inutiles ou lui prescrire les mauvais médicaments à la suite d'un malentendu.
Par exemple, toute sage-femme au cours de sa formation initiale, ayant un enseignement sur un cours de préparation à l'accouchement, devrait savoir que la plasticité cérébrale des femmes sourdes les rend plus sensibles en partie au niveau du

toucher. Les sages-femmes suivant des femmes sourdes devraient leur proposer systématiquement des préparations à la naissance « sensorielles », comme la nature de leur handicap, puisque la surdité est un handicap sensoriel, type haptonomie, ce qui leur serait tout juste désigné[161].
C'est là une solution qui pourrait être proposée pour améliorer l'accès aux soins des femmes sourdes qui s'apprêtent à accoucher. Cela participerait grandement à la qualité de leurs soins et leur permettrait d'avoir moins d'angoisses par rapport à ce moment important de leur vie.

Aussi, le suivi de la grossesse et l'accouchement des femmes sourdes forment des illustrations éclatantes pour démontrer qu'il existe un sérieux décalage entre ce qui est énoncé dans les textes juridiques et la pratique. Les textes légaux s'appliquent pourtant pour tout le monde, de la même manière, mais il existe une réelle rupture de l'égalité entre les femmes sourdes et les femmes entendantes. Ces dernières ont plus de facilités pour avoir un bon déroulement de leur grossesse, de leur accouchement et de leur suivi post-partum.
Cependant, maintes solutions peuvent être appliquées pour améliorer le droit d'accès aux soins des femmes sourdes et ainsi leur prodiguer des soins de qualité, respectueux de leurs droits fondamentaux, quels que soient la situation ou le handicap de l'intéressée.
Par ailleurs, la crise sanitaire inédite liée à l'épidémie de coronavirus, même si elle a été source de difficultés dans l'accès aux soins des personnes sourdes, a permis quelques avancées.

[161] Ibidem, page 75

Chapitre 2 : L'exemple du difficile accès aux soins des sourds en période d'épidémie de coronavirus

La crise sanitaire, que traverse actuellement la France en raison de l'épidémie de coronavirus, a conduit le gouvernement à prendre plusieurs mesures dans un arrêté du 23 mars 2020, prescrivant les mesures d'organisation et de fonctionnement du système de santé nécessaires pour faire face à l'épidémie de covid-19, dans le cadre de l'état d'urgence sanitaire.
Les principales mesures adoptées ont été celles liées au confinement et au port obligatoire du masque[162]. Elles ont accentué les difficultés des personnes sourdes dans leur accès aux soins (I). Pourtant, celles-ci ne sont pas inéluctables et peuvent être l'occasion pour les pouvoirs publics de légiférer afin que cet accès aux soins continue d'être effectif et soit, par la même occasion, renforcé (II).

I- L'accentuation des difficultés d'accès aux soins des personnes sourdes durant l'épidémie de coronavirus

L'affaire Marianne Queval, qui a touché l'opinion publique, a démontré l'inaccessibilité de l'hôpital public aux personnes sourdes et *a fortiori* en cette situation de pandémie (Paragraphe 1). Cette affaire a été l'occasion de souligner les difficultés accrues rencontrées actuellement dans l'accès aux soins des personnes sourdes (Paragraphe 2).

§1 : L'affaire Marianne Queval

L'affaire Marianne Queval est celle d'une jeune mère, âgée de 30 ans. Elle est sourde profonde et vit à Valenciennes. Elle a

[162] Décret n°2020 du 17 juillet 2020, modifiant le décret n°2020-860 du 10 juillet 2020 prescrivant les mesures générales nécessaires pour faire face à l'épidémie de covid-19 dans les territoires sortis de l'état d'urgence sanitaire et dans ceux où il a été prorogé.

probablement été atteinte du covid-19, en mars 2020. Dans une vidéo sur un réseau social, elle explique, dans sa langue maternelle qu'est la langue des signes, les nombreuses difficultés rencontrées avec le personnel médical, à l'occasion de son hospitalisation.

À son arrivée à l'hôpital, la jeune femme a regretté « *le manque d'accessibilité*[163] ». Elle explique qu'à défaut de pouvoir échanger en langue des signes avec ses interlocuteurs, elle lit sur les lèvres « *mais face à des médecins qui doivent impérativement se protéger* [avec le masque], *impossible !* ». Elle ne « *comprenait rien avec le masque* » et aucune communication avec le personnel soignant n'était possible.

Elle a alors proposé au corps médical de communiquer avec elle par écrit. Cela lui a été refusé car elle ne portait pas de gants « *donc risque de contamination* ». Elle s'est sentie être « *une enfant, pas du tout autonome, bafouée !* » faute de pouvoir s'exprimer et comprendre ce que les médecins lui disaient.

Nous n'avons aucune peine à imaginer ce qu'elle a pu ressentir : du rejet, de l'abandon, du mépris, de l'angoisse et de l'incompréhension.

Au moment où elle a été hospitalisée, on lui a refusé le test de dépistage au covid car celui-ci était, jusqu'alors, réservé aux personnes dans un état critique, âgées, et au personnel médical.

Elle déplore n'avoir pas obtenu les informations à son niveau de compréhension. Le médecin lui a dit qu'elle avait fait « *une asthénie liée à une possible infection au coronavirus, sans aucun critère de gravité clinique, ni biologique* », termes médicaux auxquels elle n'a « *rien compris* ». Il lui a été demandé de se mettre en quarantaine en sachant que cela impliquait pour elle de devoir se séparer de son enfant en bas âge, dont elle s'occupe seule. Elle a trouvé cette demande d'isolement injustifiée étant donné le refus catégorique du test qu'elle avait pourtant demandé et le diagnostic non confirmé.

---

[163] BOUTEILLE C., *Valenciennes : la bataille d'une ex-miss France sourde contaminée et privée de lecture sur les lèvres.* La voix du Nord, 31/03/2020. Vidéo sur ce lien : https://www.lavoixdunord.fr/733909/article/2020-03-31/valenciennes-la-bataille-d-une-patiente-sourde-privee-de-lecture-sur-les-levres

Elle insiste sur le fait qu'il « *faudra trouver, sans plus attendre, une solution pour les futurs patients sourds* ».

Elle a apprécié l'attitude de l'ambulancier qui avait heureusement accepté de retirer son masque durant le trajet à l'hôpital. Cela l'a beaucoup rassurée et elle a été particulièrement touchée par cette délicatesse, mais malheureusement à l'hôpital « *c'était une autre histoire* ». Les médecins et infirmières « *n'informaient même pas leurs collègues que j'étais sourde. Chaque fois qu'il y avait un nouveau médecin : il fallait que je redise que j'étais sourde* ».
Il résulte de cette situation qu'il serait plus que souhaitable, même indispensable, que médecins et infirmiers portent au moins des masques transparents (voir photo ci-dessous) afin de communiquer *a minima* avec les personnes sourdes.
Toutefois, ce masque n'est pas la solution unique dans les hôpitaux pour communiquer avec les patients sourds. Les professionnels de santé doivent absolument avoir un minimum de sensibilisation et de formation au handicap de la surdité.
Cette affaire nous permet de relever deux types de limites majeures que nous allons aborder dès à présent.

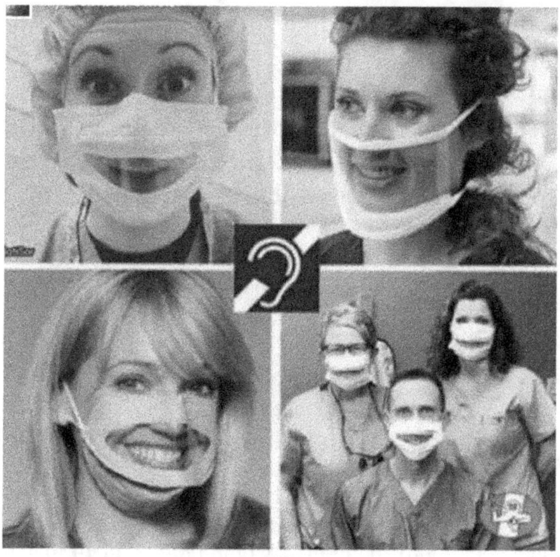

Photographies d'infirmiers portant d[…] masques transparen[…]

§2 : Les limites liées à l'accès aux soins en période de Covid-19

L'épidémie de coronavirus démontre qu'il existe au moins deux types de difficultés : les unités d'accueil et de soins pour personnes sourdes sont fermées en raison de l'épidémie (A) et, l'obligation du port du masque rend la communication impossible avec les personnes sourdes (B).

A. La fermeture des unités d'accueil et de soins pour personnes sourdes

À ce jour,[164] seules quelques unités d'accueil et de soins pour personnes sourdes ont pu rouvrir. Notons que durant tout le temps du confinement, celles-ci étaient totalement fermées.

La *Fédération nationale des sourds de France* a soulevé ce fait dans un communiqué en date du 14 mai 2020, intitulé « *Le covid-19 et les Sourds* ».

Cette Fédération milite pour la défense des droits des personnes sourdes. Elle détient en son sein, une « Commission santé ». Ses représentants participent régulièrement aux réunions politiques du Ministère de la santé et des solidarités. Ils participent également aux réunions du Comité national consultatif des personnes handicapées, de la Haute Autorité de Santé, de l'Institut national de prévention pour l'éducation et la santé (INPES), etc.

La commission santé de cette Fédération travaille et participe activement aux réunions de l'INPES. Elle s'assure notamment que les plaquettes d'informations relatives à la santé ou à la prévention du coronavirus sont bien accessibles pour les personnes sourdes.

Dans le communiqué précité, la Fédération recommande de « *ne pas négliger les réaménagements indispensables en rapport avec la situation sanitaire des unités d'accueil et de soins pour les personnes sourdes afin que les services d'accueil restent accessibles*[165] ». Elle propose qu'une « *plateforme*

[164] En août 2020.

[165] Fédération nationale des sourds de France, Communiqué du 14 mai 2020 : « *Le covid-19 et les Sourds* », page 1

d'interprétation à distance équipée d'un haut débit internet pour une communication fluide et disponible à tout moment » soit envisagée. De plus, elle rappelle une recommandation de la Haute Autorité de Santé : « *il convient de mettre systématiquement en place un service d'interprétation de préférence sur place, sinon à distance*[166] ».

Cette situation de pandémie inédite impose donc une réorganisation des unités d'accueil et de soins, notamment au niveau du matériel dont elles doivent s'équiper. La circulaire du 20 mai 2007, à ce jour un peu désuète car ne prenant pas en compte les nouvelles technologies de l'information et de la communication, que nous avons évoquée précédemment, préconise l'investissement dans un ordinateur et un téléphone portable.

Il importe désormais qu'une nouvelle circulaire préconise l'acquisition nouvelle de cette plateforme d'interprétation à distance qui doit être d'une qualité optimale. En effet, il est nécessaire que le dispositif technique soit de bonne qualité, avec un bon débit internet, pour que le sourd puisse bien voir, sur la plateforme d'interprétation, les signes émis par l'interlocuteur.

Il faut toutefois prendre garde à ce que cette nouvelle technologie ne devienne pas la référence pour l'accès aux soins des personnes sourdes. En effet, le risque potentiel est que cela remplace l'accueil physique, qu'il faut conserver, et aboutisse à une disparition du contact humain de la consultation médicale.

L'autre difficulté rencontrée durant cette pandémie est celle relative au port du masque.

B. L'obligation du port du masque freinant l'inclusion sociale des sourds

Le décret du 17 juillet 2020[167] rend obligatoire, à compter du 20 juillet, le port du masque dans tous les lieux clos recevant du public. Le masque dissimule la moitié du visage, dont la bouche. De ce fait, la lecture labiale n'est pas possible. Les personnes

---

[166] Ibidem, page 2

[167] Décret n°2020-884 du 17 juillet 2020.

sourdes décryptent la moindre mimique du visage et s'en aident pour comprendre le message de leur interlocuteur. Cette disposition amplifie largement la difficulté de communication.

La *Fédération nationale des sourds de France* dans son communiqué du 14 mai 2019 considère que « *les mesures prises pour le port généralisé des masques sont un obstacle majeur à l'inclusion sociale de plusieurs millions de personnes* ».

Elle travaille en collaboration avec le Comité interministériel du handicap, lequel a été saisi de cette difficulté. Nous présenterons plus bas une solution, celle des masques dits « inclusifs », qui a été proposée et étudiée par ce comité.

Selon le témoignage d'une femme sourde, « *le retour à la vie normale* [après le déconfinement] *pourrait bien devenir un enfer. Dans les transports, comment interagir avec les autres ? Avec les guichetiers ? Pour les rendez-vous à la banque ? Avec des policiers ? […] Et les médecins ?*[168] »

Nous voyons donc que le port du masque ajoute à la difficulté de communiquer pour les personnes sourdes.

Dans la situation de Marianne Queval, cette jeune femme expliquait que les médecins refusaient de retirer leur masque pour communiquer avec elle et aucune autre solution n'était proposée pour échanger.

La *Fédération nationale des sourds de France*, dans le communiqué précité, déplore l'efficacité des visières longues, proposées comme alternative aux masques pour les interlocuteurs échangeant avec les personnes sourdes. Ces visières ne protègent pas du virus.

La Fédération souligne que « *l'inclusion sociale consiste à ce que chacun fasse un effort. Donc tout préjugé de ce type « lire sur les lèvres est une solution miracle pour les Sourds » doit être banni* ». La lecture labiale nécessite un effort de concentration permanent et génère une fatigue intense : *« la personne sourde doit déduire les informations manquantes du message en suivant les expressions faciales de l'interlocuteur ou le contexte spatial et temporel ou encore le son si la personne porte des appareils auditifs, qui ne sont avant tout qu'un outil de compensation bien*

---

[168] POUPEAU T., *Une habitante d'Aulnay alerte sur l'effet pervers des masques pour les sourds et malentendants*, Le parisien, 8 mai 2020.

partiel ». Par ailleurs, la compréhension du message, complétée par la lecture labiale, n'est estimée que de 20 à 30 %, ce qui est relativement faible.
Aussi, la Fédération revendique *« à ce que chacun fasse un effort de communication visuelle : des gestes simples à la langue des signes, tout est accessible par tous ! En effet, nous répétons sans cesse l'importance de la communication visuelle* [pour les sourds] *qui compense largement les informations vocales ou sonores »*.
En somme, si l'épidémie de coronavirus implique que tout un chacun porte un masque pour des raisons évidentes de santé, il convient de prêter une attention toute particulière aux personnes sourdes afin qu'elles ne soient pas oubliées dans ce contexte.
Les personnes sourdes, qui présenteraient les symptômes de ce virus, doivent pouvoir se présenter à l'hôpital ou chez leur médecin pour se faire soigner, sans appréhender ou redouter ces problèmes de communication.

Toutes ces difficultés, aggravées dans un contexte de pandémie inédit, doivent pouvoir être l'occasion d'une nouvelle avancée en faveur de l'amélioration de l'accès aux soins des personnes sourdes.

II- L'occasion d'une nouvelle avancée en faveur de l'accès aux soins des personnes sourdes

Ces difficultés que nous avons soulevées ne sont pas inéluctables. Il est possible d'y remédier par divers moyens. Plusieurs associations militant pour le droit des personnes sourdes ont pu soumettre certaines revendications auprès des pouvoirs publics (Paragraphe 1). Par ailleurs, dans un contexte de transition vers le numérique, celui-ci pourrait offrir d'autres moyens pour améliorer l'accès aux soins des personnes sourdes (Paragraphe 2).

§1 : Les revendications d'associations de sourds œuvrant pour leurs droits dans le cadre de l'épidémie

Ce sont notamment la *Fédération nationale des sourds de France* dont nous avons déjà parlé, l'association *SOS Surdus* et l'association *Sourds en colère* qui sont particulièrement actives pour porter les revendications des sourds de France auprès des pouvoirs publics. Ces revendications sont essentiellement celles de la commercialisation des masques transparents (A) et celle de l'intervention systématique des interprètes en langue des signes lors des allocutions présidentielles ou ministérielles (B).

A. La commercialisation des masques inclusifs

Le Comité interministériel du handicap, instance placée sous l'égide du Ministère de la santé et des solidarités, a été saisi de la difficulté relative aux masques contraignants pour les personnes sourdes dans leurs interactions sociales.
Le port de ces masques les restreint dans leur « *participation à la vie sociale* » au sens de la loi du 11 février 2005.
Ils empêchent les sourds de communiquer avec leurs interlocuteurs qui s'expriment à l'oral. Cela est un véritable frein pour elles dans tous les aspects de la vie quotidienne.
Le Comité interministériel est issu de la loi de 2005. Il a pour mission de « *définir, coordonner et évaluer les politiques conduites par l'État en direction des personnes handicapées*[169] ».
Il rassemble l'ensemble des ministres concernés par la politique du handicap et peut travailler en concertation avec des associations concernées, elles aussi, par le handicap.
Le Comité et la Fédération travaillent conjointement pour une « *homologation en bonne et due forme de plusieurs types de masques transparents suivant le degré de protection et leur finalité* ». Les visières transparentes, qui avaient été proposées comme alternative, ne protègent pas du virus.
Pour les personnes sourdes, confrontées naturellement à l'isolement, il est important de sauvegarder le plus possible leurs

[169] Circulaire du 23 octobre 2017 relative à la mise en œuvre de la politique interministérielle en faveur des personnes handicapées et de leur inclusion.

interactions sociales. Nous le savons bien, l'isolement de ces personnes est déjà trop prégnant dans leur quotidien.
Aussi, la commercialisation des masques transparents est bienvenue. Ces masques doivent répondre aux critères imposés par l'Association Française de Normalisation (AFNOR) qui donne une homologation selon certaines normes.
En effet, les masques classiques doivent correspondre à certains critères pour garantir leur fiabilité. Ils doivent notamment avoir une bonne efficacité de filtration bactérienne. Il doit en être de même pour les masques transparents.
Le Comité interministériel du handicap et la Direction générale des entreprises se sont lancés dans la mise en place de la production de masques avec une fenêtre transparente. La Direction générale des armées, qui a pour mission de mesurer l'efficacité des masques, s'est assurée de la perméabilité et de la bonne filtration de ces masques transparents. Le 18 juillet 2020, elle a donné son accord pour leur commercialisation. À ce jour, deux entreprises fabriquent ces masques inclusifs : l'APF France handicap et Odiora.
Selon la secrétaire générale du Comité interministériel du handicap, Céline Poulet, « *lorsqu'on voit le nombre de personnes qui baissent leur masque pour parler, on se rend compte que le potentiel de tels produits est énorme. On a besoin de voir le visage de l'autre pour bien le comprendre*[170] ».
Comme elle l'indique aussi à juste titre, « *toutes les professions en contact avec les sourds et même au-delà* » doivent être équipées d'un masque.
De fait, S. Cluzel, l'actuelle Secrétaire d'État chargée des personnes handicapées, a déclaré lors du Conseil des ministres du 24 juillet 2020, souhaiter la généralisation de ces masques transparents : il faut « *élargir la diffusion de ce masque*[171] ». Le 6 septembre dernier, la ministre n'a pas commencé par la généralisation des masques transparents dans les hôpitaux mais

[170] DOMENECH C., *Les masques transparents arrivent !* Le Capital. 23 juillet 2020.
[171] CEST D., *Sophie Cluzel souhaite généraliser le masque transparent,* Huffpost, 23/08/2020

dans les écoles[172]. Cette généralisation, on l'espère, adviendra aussi dans les lieux de soins qui devront se munir de masques transparents afin de les utiliser chaque fois qu'ils recevront des patients sourds.
Aussi, les hôpitaux, les médecins, et tous les personnels médicaux et paramédicaux pourraient prochainement se voir contraints de disposer de masques inclusifs.
Enfin, La *Fédération nationale des sourds de France* souligne néanmoins que ces masques inclusifs ne « *règleraient pas le problème fondamentalement. Il faudrait que la population connaisse les bases de la langue des signes, ce qui pourra vraiment nous rassurer...* [173]».
Aussi, ce type de masque n'est qu'un moyen, parmi d'autres, et ne permet pas à lui seul de favoriser l'accès aux soins des sourds, dans un contexte où le port du masque est obligatoire.

Une autre revendication portée par la Fédération mais aussi par l'association *Sourds en colère* est celle de l'intervention systématique des interprètes en langue des signes lors des allocutions présidentielles et ministérielles.

B. L'intervention systématique d'interprètes en langue des signes lors d'allocutions publiques

Durant l'épidémie de coronavirus, plusieurs allocutions présidentielles et ministérielles se sont tenues dans le cadre de l'état d'urgence sanitaire.
Durant celles-ci, et très fréquemment, le Président de la République, et certains ministres, étaient accompagnés d'interprètes en langue des signes.
De plus, la plupart du temps, ces allocutions étaient également retranscrites à l'écrit au moyen de la vélotypie. Cette technique a été utilisée, pour la première fois, à la télévision, pour l'allocution présidentielle du 12 mars 2020.

---

[172] JE M., *Covid-19 : 100 000 masques transparents et « inclusifs » bientôt distribués aux enseignants*, BFMTV, 06/09/2020.
[173] Communiqué de la Fédération nationale des sourds de France du 14 mai 2020, Les sourds et le covid-19.

La vélotypie est une technique permettant de saisir un texte avec un clavier spécifique, qui permet un sous-titrage très rapide, presque simultané, pour les personnes sourdes et malentendantes. La *Fédération nationale des sourds de France* a salué cette démarche qui permet « *un égal accès à l'information* ».
L'association *Sourds en colère*, sur un réseau social[174] a remercié « *le Président Macron qui, désormais, s'entoure d'interprètes en LSF pour ses discours. [...].* » Elle demande « *à tous les ministres d'appliquer eux aussi cette mesure de respect et de reconnaissance des sourds et malentendants* ».

La présence des interprètes en langue des signes à la télévision est une réelle forme de reconnaissance pour la communauté sourde. Une interprète, qui avait traduit une allocution du Président de la République à Mulhouse le 25 mars 2020, rapporte que « *les sourds ont vraiment apprécié cette présence très visible, grandeur nature. Plusieurs m'ont dit qu'ils s'étaient sentis comme des Français à part entière, plus seulement des citoyens de seconde zone*[175] ».
Par ailleurs, notons que la langue des signes est de plus en plus utilisée à la télévision. Notamment, les campagnes de prévention liées au coronavirus ont été traduites en langue des signes et sous-titrées.
Ces campagnes de prévention ont permis aux personnes sourdes de mieux connaître le virus, de s'en prémunir, ce qui n'était pas le cas lors de l'épidémie du sida qui a frappé la France il y a plus de vingt ans.
C'est en partie grâce à la loi du 11 février 2005 que les efforts autour du sous-titrage et de l'interprétation ont été déployés. Le Conseil supérieur de l'audiovisuel, à la suite de cette loi, s'est employé à renforcer le sous-titrage des émissions télévisées. Soulignons qu'à ce jour, il n'existe aucune obligation légale de traduire les émissions en langue des signes.
Le 15 juillet 2020, lors d'une allocution télévisée, G. Attal, porte-parole du gouvernement, était accompagné d'une interprète en langue des signes. Il a apporté une première réponse forte de la

---

174 Voir en ce sens la page Facebook de l'association Sourds en colère
175 GADET S. et DREUX M., *Coronavirus – discours officiels : la Langue des Signes, visibles par tous... Enfin !* France 3, francetvinfo.fr, 16/04/2020

Conférence nationale du handicap qui s'est tenue en février 2020. Durant celle-ci, il a été annoncé que les discours programmés du Premier ministre seraient désormais tous sous-titrés à compter la fin du premier trimestre 2020 et traduits en langue des signes d'ici la fin du premier semestre.

On constate donc des avancées palpables, durant l'épidémie de coronavirus, pour les personnes sourdes. Aussi, le développement du numérique peut, à sa mesure, contribuer à l'accès aux soins de ce public atteint de surdité.

§2 : Le numérique au service de l'accès aux soins des personnes sourdes

Le numérique participe à l'accès aux soins des personnes sourdes. D'une part, il serait possible de mettre en place un système de visio-interprétation dans tous les lieux médicalisés (A). D'autre part, la télémédecine pourrait se développer davantage. (B).

A. La mise en place du système de visio-interprétation dans tous les lieux médicalisés

Nous assistons actuellement à une phase de transition vers le numérique. Pléthores de technologies et de dispositifs techniques voient le jour et il convient de les encadrer.
Depuis 2017, il existe un ministère chargé du numérique qui remplace ce que l'on appelait autrefois le Ministère les technologies de l'information.
Le numérique recouvre des réalités abstraites et virtuelles. Il a trait aux nouvelles technologies, au digital, à la circulation des données dans les services numériques, aux communications électroniques, etc. La visio-interprétation en fait partie.
Il s'agit d'un moyen de communication qui permet à une personne sourde d'avoir recours, à distance, à un interprète en langue des signes. Concrètement, une personne sourde qui a besoin d'un interprète va sur une plateforme pour en contacter un et peut avoir recours à ses services, en ligne, instantanément.

La société Acceo, qui a lancé son application en 2012, permet aux personnes sourdes et malentendantes d'avoir recours à ce dispositif.
Ainsi, un établissement de santé qui a un partenariat avec cette société, peut offrir aux personnes sourdes un interprète en temps réel, en ligne, lors d'une consultation médicale.
La société Acceo travaille actuellement en collaboration avec plusieurs hôpitaux : au centre hospitalier d'Ajaccio, à l'hôpital de Thionville, à l'hôpital Saint-Joseph à Marseille, au centre hospitalier universitaire de Limoges et au centre hospitalier régional d'Ars.
Pour bénéficier de ce service, la personne sourde se rend au secrétariat, ou à l'accueil de l'établissement, où on lui remet une tablette ou un smartphone. Elle lance ensuite l'application et doit choisir son mode de communication : langue des signes, langue parlée complétée ou transcription écrite instantanée de la parole.
Ce dispositif est tout à fait intéressant surtout dans un contexte épidémique dans lequel le port du masque est obligatoire et où les gestes barrières sont instamment rappelés par les pouvoirs publics.
On peut souhaiter que ce dispositif se déploie partout en France et ne soit pas seulement lié à la survenue d'épidémies.
Il faut souligner que ce dispositif, au même titre que les masques transparents, est un moyen, parmi d'autres, pour améliorer l'accès aux soins des sourds.

Ce dispositif d'interprétation à distance revêt certaines limites : la présence physique de l'interprète doit être préférée pour maintenir le contact humain. De plus, il ne permet pas forcément une meilleure interaction avec le professionnel de santé avec lequel l'échange direct est à privilégier. Ce service est disponible généralement entre 9h et 17h. Enfin, la mise en place de ce dispositif pourrait désinciter les professionnels de santé motivés pour apprendre la langue des signes et à suivre une formation diplômante.

B. L'accessibilité de la télémédecine aux personnes sourdes

La *Fédération nationale des sourds de France*, dans le communiqué du 14 mai 2020 précédemment évoqué, soulève une question : « *les consultations à distance avec les médecins sont-elles accessibles ?* ».
Elle se réfère notamment à la télémédecine. Cette dernière correspond, selon le code de la santé publique, à une consultation médicale à distance, laquelle mobilise les technologies de l'information et de la communication. « *Elle met en rapport un professionnel médical avec un ou plusieurs professionnels de santé, entre eux ou avec le patient et, le cas échéant, d'autres professionnels apportant leurs soins au patient*[176] ».

La Fédération se demande si la télémédecine est accessible aux personnes sourdes. Elle fait le constat que « *le résultat est très variable* ».
Cela suppose que la personne sourde possède un ordinateur et smartphone, ainsi qu'un bon débit internet pour une communication en langue des signes, à distance, fluide.
Ainsi, l'accès aux soins des sourds peut être amélioré. La Fédération affirme : « *la consultation à distance peut offrir une opportunité formidable pour les services d'interprétariat à distance au vu des évolutions technologiques en termes de coût et de la pratique.* ».
Ce dispositif déjà en place pourrait se développer davantage. La téléconsultation est déjà encouragée par l'assurance maladie mais également par le Ministère de la santé et des solidarités et d'autant plus dans le contexte d'épidémie de coronavirus qui implique de rester le plus possible chez soi et de se déplacer au minimum. En effet, dès le 18 mars 2020, au moment de l'état d'urgence sanitaire et de l'imposition du confinement, le Ministère de la santé et des solidarités a mis en place une fiche pratique[177] sur son site internet pour expliquer quels

---

[176] Voir en ce sens l'article L.6316-1 du code de la santé publique, modifié par la loi n°2019 -774 du 24 juillet 2019.
[177] Fiche du Ministère de la santé et des solidarités, *Téléconsultation et covid-19 : qui peut pratiquer à distance et comment ? 18 mars 2020 : https://solidarites-sante.gouv.fr/soins-et-maladies/maladies/maladies-*

professionnels de santé pouvaient mettre en place la téléconsultation et de quelle manière ils pouvaient procéder.

Notons qu'en temps normal, la télémédecine ne doit être qu'un moyen, et non une fin, pour aider les sourds qui ont besoin de soins à distance. Il n'est pas souhaitable qu'elle se généralise car ce public préfère essentiellement le contact humain, physique.

Pour conclure, nous avons pu noter de réelles avancées en faveur de l'accès aux soins des personnes sourdes. Notamment, on assiste à une généralisation progressive des masques transparents et à une certaine transition vers le numérique.
Toutefois il subsiste certains droits fondamentaux qui ne sont pas respectés dans le cadre du parcours de soins. C'est le cas, la plupart du temps, pour les femmes sourdes. On devine aussi que pour des soins généraux, en période d'épidémie où le port du masque est rendu obligatoire, les personnes sourdes sont vivement freinées dans leurs interactions avec les médecins et personnels paramédicaux.
Ces manquements à leurs droits pourraient être davantage mis en évidence et dénoncés par des actions en justice comme nous allons l'envisager.

---

infectieuses/coronavirus/professionnels-de-sante/article/teleconsultation-et-covid-19-qui-peut-pratiquer-a-distance-et-comment

Titre 2 : Les difficultés des sourds à recourir au système judiciaire pour faire valoir leur droit à l'accès aux soins

Il convient d'emblée de souligner la difficulté que peuvent avoir les sourds pour recourir à la justice en raison de la barrière linguistique qui les sépare du monde du Droit. Nous montrerons cela à travers des faits concrets. Les sourds pourraient ester en justice pour dénoncer l'inefficience de leur droit d'accès aux soins (Chapitre 1). Puis, nous étudierons une autre alternative afin que la saisine d'un juge ne soit pas l'unique possibilité, laquelle implique une lourde procédure, coûteuse en termes d'argent et de temps. (Chapitre 2).

Chapitre 1 : Les difficultés des sourds à ester en justice pour dénoncer l'inefficience de leur droit d'accès aux soins

De nos jours, en France, une personne sourde qui se fait soigner par le système de soins, est-elle indépendante et autonome comme le requiert la loi du 11 février 2005 relative à l'égalité des droits et des chances, la participation et la citoyenneté des personnes handicapées, loi pionnière de l'accessibilité ? Tous les droits fondamentaux du malade, appliqués aux personnes sourdes, sont-ils respectés ?
Nous avons pu constater, au travers de plusieurs exemples, que les droits fondamentaux d'une personne sourde dans son parcours de soins n'étaient pas toujours appliqués.
Il convient d'analyser les difficultés récurrentes et classiques des personnes sourdes à accéder à la justice (Section 1) avant d'examiner les remèdes apportés par le droit, notamment par les lois du 11 février 2005 et du 29 mars 2011 relative au Défenseur des droits (Section 2).

I- Les difficultés des personnes sourdes à accéder à la justice

La difficulté récurrente des personnes sourdes est la méconnaissance de leurs propres droits (Paragraphe 1). Une autre est relative à des limites d'ordres linguistique et financière (Paragraphe 2).

§1 : L'identification des droits du patient non respectés souvent méconnus des sourds

Ce que nous appelons dans cette partie « droits du patient », ce sont tous les droits fondamentaux de ce dernier, issus du chapitre préliminaire du code de la santé publique. Nous allons identifier ceux qui ne sont, le plus souvent, pas honorés vis-à-vis des personnes sourdes et ceux dont la violation aurait le mérite d'être portée devant une juridiction (B). Avant cela, il convient d'aborder de manière générale, quel est le rapport des personnes sourdes à la justice et au droit (A).

A. Le rapport difficile des personnes sourdes au droit

Comme le dit l'adage, « *nul n'est censé ignorer la loi* ». On pourrait s'interroger sur ce postulat concernant les personnes sourdes et leur rapport au droit, à la justice. Ces dernières, connaissent-elles la loi ?

En effet, du fait de leur déficience auditive, elles n'ont pas accès à la plupart des informations qui sont, le plus souvent, orales et leur échappent.

De plus, le droit, étant une discipline difficile à appréhender du fait de son vocabulaire soutenu, n'est pas forcément accessible à toutes les personnes sourdes. Celles-ci peuvent être découragées à persévérer dans la connaissance de leurs droits.

Comme l'avait bien souligné la députée Madame Gillot, en 1998, dans son rapport relatif au « Droit des sourds[178] », « *la pratique judiciaire peut s'avérer inadaptée [...]* » pour les citoyens sourds.

Elle s'applique à y relever quelques problèmes généraux. Le premier est lié au fait que « *l'information des juges, des avocats, experts huissiers et autres auxiliaires de justice, comme bien des professionnels, est faible, sinon inexistante par rapport à la surdité* ».

Elle déplore également les « *appels nominatifs* » des personnes sourdes qui sont bien sûr presque toujours inopérants. Elle reconnaît que des « *aides techniques (appareillage, boucle magnétique, etc.) [...* existent mais*] sont rarement disponibles dans les salles d'audience* ».

En dernier, lieu, elle relève que « *la comparution immédiate avec un avocat et sans interface de communication (interprète en langue des signes ou codeur en langue parlée complétée) peut être lourde de conséquences pour un sourd, à qui toute la procédure échappe* ».

---

[178] GILLOT D., *Le droit des sourds, 115 Propositions*, 1998, page 30

Bien que ce rapport ait plus de vingt ans, les difficultés sont restées identiques aujourd'hui. De fait, l'accès à la justice des personnes sourdes a très peu évolué.
Par ailleurs, lorsqu'une personne sourde souhaite porter plainte ou déposer une main courante dans un commissariat de police, il n'y a presque jamais d'interprète en langue des signes sur place. On peut aussi déplorer que ne soient pas proposées aux personnes sourdes des formations juridiques qui leur seraient totalement accessibles en langue des signes si celles-ci souhaitaient se lancer dans la profession ou tout simplement pour comprendre comment s'organise le système judiciaire français. En effet, des formations accessibles aux sourds existent pour la formation d'éducateur spécialisé à Paris[179] ou encore d'infirmier à Lille[180] mais cela n'est pas le cas pour les métiers du droit.
Si quelques avancées, dont nous parlerons ultérieurement, ont pu être réalisées pour rendre la justice et le droit plus accessibles aux personnes sourdes, elles ne s'avèrent pas toujours efficaces.
Un premier progrès est celui de la création de plusieurs associations qui assistent les personnes sourdes dans leurs droits et qui essaient de les leur faire connaître. Celles les plus connues à Paris aujourd'hui sont : *Femmes sourdes citoyennes et solidaires*, *La Maison des femmes de Paris* et *Droit Pluriel.*
Ces associations proposent une permanence juridique pour les personnes sourdes afin de les aider à comprendre certaines démarches juridiques.
Elles ont plusieurs missions : leur traduire et expliquer un jugement écrit qui a été rendu à leur égard, ou leur expliquer ce qu'est une main courante et comment en déposer une. Ces associations peuvent aussi leur expliquer comment déposer une plainte, la nécessité de recourir à un avocat, etc.
La deuxième association est surtout axée sur le droit des femmes et tente le plus possible d'informer les femmes sourdes de leurs

---

[179] Formation proposée par l'école de formation psychopédagogique à Paris : https://www.efpp.fr/formation/annee-preparatoire-destination-des-candidats-sourds/8

[180] Formation proposée par l'Institut de formation en santé à Lille : https://www.ifsante.fr/portfolio/la-formation-as-ouverte-aux-personnes-sourdes

droits, surtout dans un contexte actuel autour des violences faites à celles-ci.
Dans un rapport de la *Fédération nationale des sourds de France*, il est expliqué que « *quelques associations essaient d'aider les sourds, mais très peu de sourds osent aller les rencontrer par peur d'une fuite d'informations confidentielles et du jugement. En effet, la communauté des sourds est d'une taille restreinte, tout le monde peut être au courant de tout par le biais des rumeurs*[181] ».
Les deux premières associations que nous venons de citer sont composées exclusivement de personnes sourdes.
Nous pouvons souligner que celles-ci sont fondées par des personnes sourdes pour venir en aide à leurs semblables puisque nous connaissons les lacunes du système français.
L'inconvénient de ces associations se situe dans le fait que la communauté sourde est réduite et donc tout le monde se connaît. Cela est problématique pour un sourd de demander un conseil juridique à son semblable, qu'il sera amené peut-être à revoir à une autre occasion.

Ces difficultés relatives à l'appréhension complexe du droit par les sourds sont un réel obstacle et les empêchent d'accéder sereinement et de manière autonome à la justice. Alors que l'on peut recenser un certain nombre de droits des patients, qui ne sont pas honorés le plus souvent, il est souhaitable que les sourds sachent eux-mêmes les identifier et aient la capacité de les faire valoir en justice.

---

[181] Rapport « Défenseur des droits et les sourds », *État des lieux de l'accessibilité au sein du Défenseur des droits et les Relations avec les sourds sur la question de la discrimination*, mars 2018, page 7.

B. Les droits régulièrement non respectés dans le cadre de l'accès aux soins

Tout au long de ce travail, on a pu voir que les droits les plus fréquemment violés sont : le droit au respect de l'intimité et de la vie privée, le droit à être traité dignement, le droit à un égal accès aux soins et, de manière plus large, le droit d'accès à des services publics, dont aux hôpitaux publics, adaptés aux personnes sourdes.

1) Le respect de l'intimité et de la vie privée

L'article L.1110-4 du code de la santé publique pose le droit au respect de la vie privée et du secret des informations concernant l'état de santé du patient.
Le plus souvent, le patient sourd est amené à être accompagné par un proche lors d'une consultation médicale, par crainte de ne pas comprendre ou de ne pas être compris par le professionnel de santé parce qu'il n'a pas trouvé d'interprète en langue des signes ou qu'il ne peut pas en rémunérer un malgré les allocations qu'il perçoit.
En étant accompagnée, par un proche, un parent, un ami, la personne sourde peut être gênée par la transmission d'informations concernant son état de santé au médecin.
Un arrêt de la Cour européenne des droits de l'homme rendu en date du 25 février 1997[182] insiste sur le fait que *« la protection des données [...] relatives à la santé, est capitale, non seulement pour protéger la vie privée des malades mais également pour préserver leur confiance dans le corps médical et dans les services de santé en général ; toute législation interne doit donc ménager des garanties appropriées, pour empêcher toute divulgation de données à caractère personnel relatives à la santé [...] ».* La Cour explique donc que le secret médical a pour but d'instaurer un climat de confiance entre le médecin et son patient.
De fait, le patient sourd qui souhaite se faire soigner doit pouvoir confier tous ses problèmes de santé, même les plus intimes, pour être sûr d'obtenir les meilleurs soins.

---

[182] CEDH, 25 mars 1997, n°22009/93, §95

C'est sur le fondement de cet article du code de la santé publique mais aussi sur le fondement l'article 8 de la Convention européenne des droits de l'homme, qui protège ce même droit, qu'une personne sourde pourrait ester en justice pour dénoncer l'inefficience de son droit d'accès aux soins.
Il ne s'agit pas, bien entendu, de s'élever contre la personne accompagnante qui est bienveillante mais contre le système de santé français qui ne met pas en place un accompagnement par un professionnel des personnes sourdes. On pourrait imaginer l'intervention d'interprètes spécialisés ou d'interfaces de communication[183] professionnels dans le domaine de la santé, selon la capacité de compréhension du patient sourd.
À ce titre, il convient de préciser que selon la nature de l'établissement, privé ou publique, le tribunal judiciaire[184] ou administratif[185] sera saisi.

2) Le droit à être traité dignement

Selon l'article L. 1110-2 du code de la santé publique, *« la personne malade a droit au respect de sa dignité »*. Cela signifie que toute personne doit être traitée avec considération et égard. Dans le code de la santé publique, sous cet article, il n'existe que peu de jurisprudence tant la notion de dignité est vaste et subjective.
En revanche, dans le droit européen, une affaire a été rendue concernant le non-accès aux soins à une personne sourde en détention.
Il s'agit d'un arrêt de la Cour européenne des droits de l'homme rendu en date du 21 décembre 2010, intitulé Jasinskis C. Lettonie[186]. Dans cette espèce, un requérant dénonçait le décès de

---

[183] Pour rappel, les interprètes en langue des signes retranscrivent seulement et fidèlement le message énoncé par le médecin. En revanche, l'interface de communication est amené à compléter par des explications rendant le message compréhensible. C'est le sourd, en fonction de ses capacités et de son niveau de compréhension, qui choisira selon ces deux professionnels.
[184] Tribunal des conflits, 25 juillet 1988, n°02.502 A.
[185] Tribunal des conflits, 25 mars 1957, n°1-624
[186] CEDH, 21 décembre 2010, Jasinskis c. Lettonie : décès d'une personne sourde muette en garde à vue

son fils sourd-muet lors de sa garde à vue. Ce dernier présentait de graves lésions à la tête à la suite d'une chute, avant son arrivée au commissariat. Il a été placé en cellule de dégrisement pendant 14 heures, sans soins, ce qui a conduit à sa mort.
Malgré ses nombreux coups portés à la porte de sa cellule, les policiers ne sont pas entrés en contact avec ce sourd qui, sans doute, devait réclamer des soins.
La Cour a considéré que *« compte tenu de son handicap, les policiers étaient clairement tenus, en droit interne, comme en droit international, de lui fournir au moins un crayon et une feuille de papier afin qu'il puisse communiquer*[187] ». La Cour a conclu que la police avait manqué à son devoir de protéger la vie de cette personne sourde, par des soins adéquats.
Cet arrêt a été rendu sur le visa de l'article 2 de la Convention européenne des droits de l'homme qui protège le droit à la vie. Dans cet arrêt, la notion de dignité n'est pas mentionnée mais il est souvent évoqué la notion de « *traitement inhumain dégradant* », ce qui se réfère à un traitement indigne donc.
Par ailleurs, nous avons déjà vu plusieurs situations concrètes faisant référence à cette notion de dignité. Notamment, c'est le cas lorsqu'une mère sourde, à la suite de son accouchement, s'est retrouvée seule en salle de réveil, séparée de son nourrisson, sans savoir où il se trouvait. On peut également dire qu'il y a atteinte à la dignité lorsque des médecins refusent que les mamans sourdes dorment dans la même chambre que leur bébé « à cause » de leur surdité au prétexte qu'elles ne vont pas l'entendre pleurer et se permettent de leur retirer pour qu'il passe la nuit près du poste de soins des infirmières.
Cela est aussi le cas lorsque le médecin prescrit des examens médicaux complémentaires, qui sont le plus souvent inutiles et coûteux, parce qu'ils n'arrivent pas à comprendre ce que dit leur patient sourd.
Sur le fondement de cet article, il pourrait être opportun de tenter une action en justice qui pourrait avoir des chances de succès.
Cette dignité implique aussi que la personne humaine ne fasse pas « *l'objet d'asservissement ni de dégradation*[188] ».

---

[187] Ibidem
[188] Cons. Const. 27 juillet 1994, n°94-343/344 DC.

3) Le droit à un égal accès aux soins

En vertu de l'article L.1110-1 du code de la santé publique, toute personne a droit à un égal accès aux soins.
Peut-on parler d'un égal accès aux soins lorsque nous savons qu'il existe, à ce jour, une vingtaine d'unités d'accueil et de soins en langue des signes sur tout le territoire français ?
Ce nombre, certes non négligeable, ne permet pas toutefois à toutes les personnes sourdes d'avoir un égal accès aux soins comme les personnes entendantes.
Nous avons déjà vu qu'une mère sourde n'a pas le choix de sa maternité. Soit elle a le choix entre une maternité de niveau 3 mais sans interprète, soit une maternité avec interprète mais avec un niveau de sécurité inférieur.
Seule une affaire a été portée devant le juge concernant l'ouverture de l'unité d'accueil et de soins à Limoges. En 2016, des manifestations de personnes sourdes ont eu lieu pour revendiquer leur « *droit à être soignées comme les autres*[189] » dans cette même ville. Le tribunal administratif avait été saisi de cette affaire car des fonds, provenant de l'Agence régionale de santé, avaient été débloqués en vue de cette ouverture, mais six mois plus tard, cette unité n'avait toujours pas vu le jour. Le jugement a finalement permis cette ouverture.

4) Le droit à l'accessibilité dans les hôpitaux publics

Le droit à l'accessibilité dans les hôpitaux publics dépasse les seules dispositions du code de la santé publique. L'article 1er de la charte de la personne hospitalisée pose l'accessibilité du service public hospitalier et prévoit qu'il doit être adapté aux personnes handicapées.
Par ailleurs, dans l'article 78 de la loi du 11 février 2005 relative à l'égalité des droits et des chances, la participation et la citoyenneté des personnes handicapées, on retrouve le droit pour toute personne sourde d'avoir des services publics accessibles.
L'hôpital public en fait partie. Les personnes sourdes sont en droit d'attendre à ce qu'il soit accessible par la présence

---

189 POMMIER H. *Les sourds et malentendants ont manifesté devant le CHU de Limoges*, 15/12/2016, Journal le populaire du centre

d'interprètes en langue des signes ou en bénéficiant de dispositifs techniques d'aide à la communication. Cet article 78 dispose effectivement que *« dans leurs relations avec les services publics, [...], les personnes déficientes auditives bénéficient, à leur demande, d'une traduction écrite simultanée ou visuelle de toute information orale ou sonore les concernant [...]. Le dispositif de communication adapté peut notamment prévoir la transcription écrite ou l'intervention d'un interprète en langue des signes française ou d'un codeur en langage parlé complété »*.

Au vu de nombreux exemples cités et des difficultés très concrètes rencontrées par les personnes sourdes, celles-ci sont tout à fait en mesure d'ester en justice pour dénoncer les abus dont elles font l'objet, obtenir réparation et à l'avenir faire davantage respecter leurs droits.
Cela étant, nous avons vu que le rapport des sourds au droit est faible, voire inexistant et, de surcroît, il existe de sérieuses limites d'ordre linguistique et financière pour qu'ils puissent ester en justice.

§2 : Les difficultés d'ordres linguistique et financière

La langue est la barrière principale séparant les personnes sourdes du reste de la population. Nous avons pu affirmer cela dans le cadre de l'accès aux soins mais c'est également le cas pour l'accès à la justice (A). De plus, une grande partie des personnes sourdes vit sous le seuil de pauvreté ce qui, le plus souvent, les décourage à intenter une action en justice, qui est coûteuse pour elles (B).

A. La limite récurrente de la barrière linguistique entre les personnes sourdes et entendantes

Une partie importante des personnes sourdes pratiquant la langue des signes est souvent incomprise par les personnes entendantes. D'autres sourds oralisant n'ont pas forcément une tonalité de voix compréhensible ce qui limite les échanges. D'autres encore peuvent parler aisément mais ont des difficultés à comprendre leurs interlocuteurs ou à se faire comprendre.

La juriste française, sourde-aveugle, Madame Kertudo nous livre quelques illustrations de messages de sourds qui montrent leur difficulté à s'exprimer et qui peut surprendre les personnes entendantes.

Elle livre ce SMS : « *Madame juridique, je viens tout de suite dans ton bureau. Impossible d'attendre. Trop de souffrance.* » (SMS anonyme, 14 novembre 2001[190]) ou encore ce mail : « *Mon mari convoqué au tribunal, c'est important plus. Il faut un interprète très fort et intelligent aussi. Vous êtes possible ?*[191] » ou ce fax : « *Je viendra pour parler secret. Il faudra un vrai place avec la confidentialité*[192] ».

Eu égard à la tournure de ces phrases, on peut deviner que nombreux peuvent être les malentendus entre sourds et entendants lorsque la conversation orale se fait en direct, sans l'intermédiaire d'un interprète ou sans l'aide d'un dispositif technique.

Peu importe le niveau de surdité, y compris pour les sourds qui ont un bon niveau d'oralisation, il existe une barrière linguistique résiduelle entre les personnes sourdes et entendantes. De fait, il est important qu'une personne sourde puisse systématiquement être accompagnée d'un interprète professionnel, lequel est soumis aux règles du code de déontologie institué par les interprètes. Ces règles sont celles du secret professionnel[193], de la fidélité[194] aux messages traduits et de la neutralité[195].

La transmission d'un message précis et juste est essentielle, surtout dans le domaine de la santé et de la justice.

---

[190] KERTUDO A-S., *Est-ce qu'on entend la mer à Paris ? Histoire de la permanence juridique pour les sourds*, L'Harmattan, 2010, page 25

[191] Ibidem, page 107

[192] Ibidem, page 69

[193] Voir en ce sens l'article 3 du code de déontologie de l'interprète : « *L'interprète est tenu à la confidentialité par rapport aux informations données [...]* ».

[194] Voir en ce sens l'article 1er du code de déontologie de l'interprète : « *Je traduis sans omissions, sans ajouts, sans changements [...]* ».

[195] Voir en ce sens l'article 1er du code de déontologie de l'interprète : « *Je suis neutre* ».

Le décret du 20 août 2004[196] a introduit un article 23-1 dans le code de procédure civile. Cet article prévoit que « *Si l'une des parties est atteinte de surdité, le juge désigne pour l'assister, par ordonnance non susceptible de recours, un interprète en langue des signes ou en langage parlé complété, ou toute personne qualifiée maîtrisant un langage ou une méthode permettant de communiquer avec les sourds. Le juge peut également recourir à tout dispositif technique permettant de communiquer avec cette partie.* ». L'introduction de cet article dans le droit positif a été une grande avancée et symbolique pour la communauté sourde, mais en réalité, il n'est pas appliqué. Encore une fois, on perçoit l'inadéquation entre ce qu'expriment les textes législatifs et la pratique.

Trop souvent encore, les personnes qui accompagnent et assistent les sourds dans le système judiciaire (police, détention, tribunaux, etc.) ne sont pas des professionnels. Il s'agit plutôt de tiers bienveillants qui aident le sourd à comprendre mais il ne s'agit pas d'une retranscription neutre et fidèle à la parole du juge ou d'un autre auxiliaire de justice.

La juriste A-S Kertudo illustre bien cela dans son ouvrage : « *On voyait des bénévoles d'associations, ne maîtrisant que quelques signes, baragouiner un langage incompréhensible, traduction très déformée de propos qu'ils ne comprenaient pas toujours. On appelle ces intermédiaires de communication, non formés, des interfaces, par opposition aux interprètes, qui sont eux, diplômés, et maîtrisant parfaitement la langue des signes et la pratique de la traduction simultanée*[197] ».

Faut-il encore rappeler que la langue des signes, depuis la loi du 11 février 2005 est reconnue comme une langue à part entière, au même titre que l'anglais, l'indien ou le chinois ? Une personne d'origine étrangère a le droit de recourir à un interprète pendant son procès. Pourquoi un sourd devrait-il être privé d'un interprète en langue des signes ?

L'article 23-1 du code de procédure civile dispose ensuite que *« l'alinéa précédent n'est pas applicable si la partie atteinte de*

---

[196] Décret n°2004-836 du 20 août 2004 portant modification de la procédure civile

[197] KERTUDO A-S, ibidem, page 107

surdité comparaît assistée d'une personne de son choix en mesure d'assurer la communication avec elle ». Cette disposition annihile l'alinéa précédent. Nous constatons alors qu'il incombe toujours à la personne sourde d'apporter elle-même l'aide dont elle a besoin. Le plus souvent, cette aide est représentée par un tiers bénévole bienveillant. L'obligation qui est faite au juge de recourir à un interprète en langue des signes n'a plus cours.

J'ai été amenée à participer à deux procès, car normalement traduits en langue des signes, dans des Cours d'assises de la région parisienne, mettant en cause des parties sourdes. J'ai effectivement constaté que les « interprètes » présentes n'étaient, semble-t-il, pas toutes professionnelles. En effet, certaines ne respectaient pas fidèlement le discours du juge. Sachant que le premier procès concernait un viol et le second un meurtre[198], nous n'avons aucune peine à nous représenter la gravité et les conséquences d'un tel jugement.
Une des parties sourdes au procès a saisi le Défenseur des droits pour dénoncer l'injustice criante dont elle fait l'objet. Entre autres, elle dénonce ses conditions de détentions déplorables et inhumaines[199]. De plus, les procès en première instance et en appel ne respectaient pas, selon elle, le droit à un recours équitable au sens de l'article 6 de la Convention européenne des droits de l'homme[200].

---

[198] LOISY F. *Essonne : un sourd-muet dénonce ses conditions de détention*, 24/06/19 https://www.leparisien.fr/essonne-91/ile-de-france-l-univers-carceral-est-indigne-pour-un-sourd-muet-24-06-2019-8101761.php
L'intéressé explique, entre autres, qu'en détention, l'appel à la douche est nominatif. Or, comme il n'entend pas son prénom, il peut passer plusieurs jours sans pouvoir se laver. Cela peut être constitutif à une entrave à son droit à une bonne santé au sens de l'article de l'Organisation mondiale de sa santé que nous avons cité à plusieurs reprises.

[199] LOISY F. *ibidem.*

[200] Notamment, l'intéressé explique que le port du masque et des visières transparentes, qui font des reflets, l'empêche de comprendre les interprètes en langue des signes. SIMON B. *Île-de-France : l'avocate d'un sourd-muet demande le renvoi de son procès aux assises,* Le parisien, 27/05/2020 : https://www.leparisien.fr/essonne-91/ile-de-france-l-avocate-d-un-sourd-muet-demande-le-renvoi-de-son-proces-aux-assises-27-05-2020-8324748.php

En raison de la barrière linguistique, qui est aussi présente dans le domaine de l'accès à la justice, comment une personne sourde peut-elle ester en justice pour dénoncer la violation de ses droits en matière de santé ?
Nous verrons à présent que cette difficulté d'accès à la justice est majorée par des difficultés financières. Une majeure partie des sourds vit sous le seuil de pauvreté.

B. L'important seuil de pauvreté existant chez les personnes sourdes

Un autre frein bien connu à l'accès à la justice des personnes sourdes est lié au phénomène de pauvreté qui est vérifié dans cette population.
On affirme bien souvent que l'accès à la justice est gratuit mais il n'en est pas ainsi dans la pratique. Il y existe des honoraires d'avocat, des frais d'expertise, des dépens et frais irrépétibles à payer.
Il est certes possible de solliciter l'aide juridictionnelle mais là encore, le phénomène de non-recours à ce dispositif est fréquent car non connu. De plus, l'aide juridictionnelle peut ne pas être totale mais seulement partielle et par conséquent une partie des frais restera imputable au justiciable.
Comme le recense à juste titre le Professeur Michel Borgetto dans un dossier consacré au plan pauvreté dans la revue de droit sanitaire et social, « *le nombre de personnes « pauvres » se situe toujours à un niveau élevé : 8,8 millions si l'on retient un seuil de 60 % du niveau de vie médian de la population (moins de 1 015 €/mois pour une personne seule) et 5,02 millions (moins de 845 €/mois) si l'on retient un seuil de 50 %* ».[201]
Parmi ces 8,8 millions de personnes pauvres, l'Observatoire des inégalités recense 1 million de personnes qui sont en situation de handicap. Il affirme, par la même occasion, que « *le taux de pauvreté des personnes handicapées est nettement supérieur à celui du reste de la population* ».[202]

---

[201] BORGETTO M. *Le « plan pauvreté »*, RDSS 2018. 941
[202] Compte rendu de la Commission des affaires sociales, Assemblée nationale XVème législature, *Examen de la proposition de loi portant suppression de la*

Selon la *Fédération nationale des sourds de France*, le taux de chômage chez les sourds est trois fois plus important que celui des entendants. Il y aurait 34% de sourds sans emploi[203] et donc sans revenus la plupart du temps, hormis l'allocation aux adultes handicapés. Cette dernière s'élève à 902 € mensuels ce qui est bien inférieur au seuil de pauvreté (1 015€/mois).

Aussi, les personnes sourdes ayant de faibles revenus ne sont pas incitées à ester en justice pour dénoncer la violation de leurs droits en matière d'accessibilité au système de soins français.

Nous avons démontré les limites liées à la langue et aux finances pour intenter une action en justice. Toutefois, il existe des avancées pour encourager les sourds à recourir au système judiciaire.

II- Les apports du droit positif pour améliorer l'accès à la justice des personnes sourdes

Dans le droit positif, deux lois permettent à une personne sourde d'accéder à la justice plus facilement. Il s'agit des lois du 11 février 2005 relative à l'égalité des droits et des chances, la participation et la citoyenneté des personnes handicapées (Paragraphe 1) et la loi du 29 mars 2011 instituant le Défenseur des droits (Paragraphe 2).

§1 : Les apports de la loi du 11 février 2005

La loi du 11 février 2005 est intéressante à deux points de vue. Par deux de ses dispositions, elle permet à une personne sourde d'avoir le choix de son moyen de communication (A) et celui-ci est pris en charge financièrement par l'État (B). Ces deux

---

prise en compte des revenus du conjoint dans la base de calcul de l'allocation adulte handicapé), page 3 www.assemblee-nationale.fr/dyn/15/comptes-rendus/cion-soc/l15cion-soc1819043_compte-rendu.pdf

[203] Site internet de la Fédération nationale des sourds de France : https://www.fnsf.org/

dispositions, en tant qu'inscrites dans la loi, servent normalement le droit des personnes sourdes.

A. Le libre choix du dispositif de communication des personnes sourdes

L'article 78 de cette loi dispose que les services publics doivent être accessibles aux personnes sourdes.
Sur le fondement de cette disposition, les personnes sourdes peuvent ester en justice pour dénoncer l'inaccessibilité d'un hôpital public. Aussi, une personne sourde qui se présenterait à l'hôpital Necker (qui est un hôpital pour les enfants) par exemple, pourrait dénoncer que celui-ci ne prévoit pas un accueil adapté en langue des signes à l'instar de ce qui se fait à l'hôpital la Pitié Salpêtrière. Ce dernier propose un service adapté en langue des signes mais qui n'est toutefois accessible que de 9h à 17h. Comme le relève, à juste titre, l'ancienne députée Dominique Gillot dans son rapport sur le droit des sourds : *« les personnes sourdes ne doivent pas avoir des besoins d'urgence en dehors des heures ouvrables !*[204] *»*.
Dans la continuité de cet article, la justice en tant que service public doit être accessible aux personnes sourdes.
Cet article propose un choix remarquable de moyens de communication pour les personnes sourdes. Il établit une liste, non exhaustive, de dispositifs de communication : *« traduction écrite simultanée ou visuelle de toute information orale ou sonore les concernant »*.
Elles ont donc, en principe, la liberté de choix du moyen de communication avec lequel elles se sentent le plus à l'aise. Il peut y avoir une *« transcription écrite ou l'intervention d'un interprète en langue des signes ou un codeur en langue parlée complétée »*.
Cette assise législative est importante car elle prend en considération, dans les textes, les besoins des personnes sourdes, besoins bien identifiés. Cependant, nous connaissons en France un manque réel d'interprètes en langue des signes et les codeurs en langue parlée complétée sont peu nombreux.

---

[204] GILLOT D. ibidem, page 47

Cela tient en partie aux conditions de travail de ces professionnels, peu motivantes du point de vue de leur rémunération.
Dans son exercice libéral, un interprète en langue des signes peut être rémunéré jusqu'à 100€, voire plus, de l'heure, tandis que lorsqu'il travaille pour la justice, sa rémunération est divisée par cinq, soit 15 à 20 € par heure[205].
Cette disposition sur le libre choix du moyen de communication par les personnes sourdes est complétée par la prise en charge financière par l'État.

B. La prise en charge financière par l'État

C'est l'affaire « *Marianna* », en 2004, qui a permis une certaine avancée dans le droit positif liée à la prise en charge financière des interprètes en langue des signes, dans les tribunaux.
Marianna, une femme sourde, a été convoquée au Conseil de Prud'hommes de Paris pour un litige l'opposant à son employeur, au début des années 2000. Soucieuse de bien préparer son procès, elle a informé le juge qu'elle était sourde et qu'elle s'exprimait exclusivement en langue des signes. Elle lui fit part de son besoin d'un interprète.
Le Conseil de Prud'hommes lui a indiqué qu'elle devait venir accompagnée de son interprète, rémunéré par elle-même, ou qu'elle vienne avec une tierce personne pouvant l'aider.
Refusant de rémunérer un interprète ou de faire appel à un proche aidant, elle a alors plaidé devant le juge en langue des signes. Celui-ci n'a, naturellement, pas compris mot. Il a donc renvoyé l'affaire. La juriste Madame Kertudo qui accompagnait Marianna a qualifié cette situation de « *déni de justice*». [206]
Lors du second jugement, la requérante est venue une nouvelle fois, sans interprète, et s'est mise à plaider de nouveau en langue des signes. Le juge n'était toujours pas en mesure de la comprendre : la difficulté étant demeurée la même que la première fois.

---

[205] Propos rapportés par deux interprètes lors d'une réunion à la Maison des femmes de Paris, novembre 2018.
[206] KERTUDO A-S, ibidem, page 110.

Au lendemain de cette affaire, les journaux *Le parisien* et *Libération*, ont fait les gros titres : « *Les Prud'hommes de Paris font la sourde oreille* ». Marianna a fortement réagi à ces propos pleins d'ironie : « *Est ce qu'on demande aux personnes en fauteuil roulant de financer elles-mêmes la construction d'une rampe d'escalier ?*[207] ». Cette remarque pourtant très pertinente de cette jeune sourde n'a pas permis que les tribunaux s'entourent d'interprètes assermentés, disponibles en temps réel, lorsqu'ils se trouvent en présence de personnes sourdes.
Cette retentissante affaire a donné lieu au décret du 20 août 2004, introduisant l'article 23-1 dans le code de procédure civile. Celui-ci, comme nous l'avons déjà vu, prévoit la possibilité pour le juge de désigner, par ordonnance, un « *interprète en langue des signes ou en langage parlé complété, ou toute personne qualifiée maîtrisant un langage ou une méthode permettant de communiquer avec les sourds. Le juge peut également recourir à tout dispositif technique permettant de communiquer avec cette partie* ».

Le financement des moyens de communication n'est pas toujours effectif bien que les textes légaux l'encadrent.
Un décret[208] et un arrêté [209] prévoient la gratuité du dispositif de communication à l'égard des personnes sourdes. Ces textes sont venus fixer le tarif horaire des interprètes.
Un autre décret est entré en vigueur en 2010[210] . Il modifie le code de l'action sociale et des familles à l'alinéa 2 de l'article D.245-9. Ce dernier prévoit qu'une personne sourde, sous réserve de remplir les conditions requises, pourra bénéficier de « *la prestation liée à un besoin d'aide humaine d'un montant*

---

[207] GROS M-J. *Les Prud'hommes de Paris font la sourde oreille* », Libération, 14/01/2004

[208] Décret n° 2008-764 du 30 juillet 2008 relatif au recouvrement des amendes forfaitaires et à certains frais de justice criminelle ou assimilés, JORF n° 0179 du 2 août 2008, p. 12401, texte n° 25

[209] Arrêté du 2 septembre 2008 relatif aux frais de justice criminelle en matière de médecine légale, de traduction, d'interprétariat et d'administration ad hoc, JORF n° 0212 du 11 septembre 2008, p. 14105, texte n° 5.

[210] Décret n° 2010-16 du 7 janvier 2010 relatif aux dispositions concernant la prestation de compensation prévue à l'article D. 245-9 du Code de l'action sociale et des familles, JORF n° 0006 du 8 janvier 2010, p. 451.

forfaitaire déterminé sur la base d'un temps d'aide de 30 heures par mois auquel est appliqué le tarif fixé par arrêté du ministre chargé des personnes handicapées ».

L'accès à la justice pour les personnes sourdes paraît facilité avec ces deux dispositions que sont le choix des moyens de communication et leur financement par l'État. En réalité, dans les faits, peu de sourds font valoir leurs droits par le recours à un juge. L'accès aux tribunaux reste donc extrêmement difficile. Dans le sujet de l'accès aux soins, on peut comprendre que peu de procès soient intentés. Cela explique qu'il n'existe pas de jurisprudence concernant ce sujet alors qu'il y a tout à fait matière à en faire développer une.
Il existe une autre possibilité pour les personnes sourdes de se faire aider afin de faire valoir leurs droits : celle de la saisine du Défenseur des droits, plus accessible pour elles.

§2 : Les remèdes apportés par la loi du 29 mars 2011 relative au Défenseur des droits

Avant d'analyser en quoi le Défenseur des droits serait plus accessible que le juge pour les personnes sourdes (B), il convient d'examiner quelle est sa fonction en la matière (A).

A. La fonction du Défenseur des droits dans le cadre de l'accès aux soins

L'article 71-1 de la Constitution française donne une mission générale au Défenseur des droits : il « *veille au respect des droits et libertés par les administrations de l'État, les collectivités territoriales, les établissements publics, ainsi que par tout organisme investi d'une mission de service public [...].* » Il peut être saisi « *par toute personne s'estimant lésée par le fonctionnement d'un service public [...]* ».
L'hôpital public est, au sens de la disposition précitée, une administration investie d'une mission de service publique.
Aussi, une personne sourde qui s'estimerait lésée par le fonctionnement d'un hôpital, a la faculté de saisir le Défenseur

des droits lequel est garant du respect des droits de la personne. Il convient de préciser que la saisine du Défenseur des droits n'exclut pas la saisine d'un juge. Les deux institutions peuvent être saisies simultanément.
Mais, comme nous l'avons vu, la saisine du juge peut être source de difficultés pour les personnes sourdes tant le système judiciaire leur est encore difficilement accessible.
Aussi, les personnes sourdes peuvent trouver une alternative en saisissant le Défenseur des droits, qui, comme nous le verrons plus loin, a fait des progrès pour être davantage accessible aux personnes sourdes.
Pour illustrer notre propos quant à la fonction de celui-ci, on peut prendre l'exemple du refus de soins.
Selon le Défenseur des droits, cela *« s'entend par tout comportement qui conduirait directement ou indirectement, à une absence de soins ou de traitements adaptés*[211] » à l'état de santé du malade. Il précise que « *bien qu'il soit possible pour un professionnel de santé de refuser de dispenser des soins, cette faculté ne doit pas s'apparenter à une discrimination*[212] ».
Comme nous l'avons vu, beaucoup de personnes sourdes peuvent faire l'objet d'un refus de soins car les professionnels de santé se trouvent confrontés à une difficulté de communication. Ceci n'est pas un motif pour invoquer légalement un refus de soins.
Un tel refus de soins n'entre pas dans le cadre de la clause de conscience. Celle-ci permet à un professionnel de santé de refuser de réaliser un acte médical autorisé par la loi mais qu'il estimerait contraire à ses propres convictions personnelles, professionnelles ou éthiques.
Un refus de soins en raison du handicap s'apparente à un motif discriminatoire qui est prohibé par la loi. Selon le Défenseur des droits, « *aucune personne ne peut faire l'objet de discrimination dans l'accès à la prévention ou aux soins. Dès lors, tout professionnel de santé qui refuserait de dispenser des soins à un patient en raison de [...] son handicap [...] sera susceptible de*

---

[211] Site du Défenseur des droits. Fiches *Usagers, votre santé, vos droits*. Fiche 2 : *Le refus de soins par un professionnel de santé.* Pages 13. https://www.defenseurdesdroits.fr/fr/outils/usagers-votre-sante-vos-droits
[212] Ibidem

se voir infliger des sanctions disciplinaires, pénales ou civiles[213] *»*.

La saisine de cette institution permet de faire évoluer le droit dans son ensemble contrairement à la saisine du juge, qui ne concerne qu'une personne nommément désignée. Cette dernière ne permet pas, en tant que telle, de faire évoluer le droit. Toutes les saisines sont lisibles et accessibles sur le site du Défenseur des droits et tous les citoyens peuvent en prendre connaissance.
Comme nous avons pu l'évoquer, l'institution du Défenseur des droits est devenue quelque peu plus accessible aux personnes en situation de handicap et notamment aux personnes sourdes.

B. Un Défenseur des droits accessible aux personnes sourdes

Avant de démontrer que l'institution du Défenseur des droits est aujourd'hui accessible aux personnes sourdes, il convient de faire état du chemin qui a été parcouru pour cette accessibilité effective.

1) Un Défenseur des droits initialement inaccessible aux personnes sourdes

Dans un rapport de mars 2018, intitulé « *Le Défenseur des droits et les sourds* », la *Fédération nationale des sourds de France* a alerté le Défenseur des droits sur « *le manque de confiance des personnes sourdes envers cette institution*[214] ». Une commission, rattachée à cette Fédération, a effectué un travail sur la question du rapport des sourds au Défenseur des droits. Il en est ressorti qu'il existe trois soucis majeurs : « *La communication avec le Défenseur des droits n'est pas accessible ; le site internet du Défenseur des droits n'est pas accessible ; la notion de discrimination reste incomprise par les sourds* ».

---

213 Ibidem, page 14.

214 Rapport « *Défenseur des droits et les sourds* ». État des lieux de l'accessibilité au sein du Défenseur des droits et relation avec les sourds sur la question de la discrimination. Mars 2018, page 3

Ce dernier problème majeur résulte du rapport difficile des personnes sourdes au droit. En effet, étant donné qu'elles n'ont pas accès facilement à celui-ci, elles ne maîtrisent pas la notion de discrimination et il leur est donc difficile d'ester en justice ou de saisir le Défenseur des droits si elles ne connaissent pas l'étendue et le contenu de cette notion.
De plus, la Fédération dénonce l'inaccessibilité linguistique non seulement du site du Défenseur des droits mais aussi dans la structure physique. D'ailleurs, la première information qui apparaissait sur le site de cette institution, au moment de l'écriture du rapport en mars 2018, était « *Vous avez une question ? Appelez le 09 69 39 00 00* » sans laisser aucune possibilité d'un contact par mail ou d'un service en ligne pour prendre rendez-vous avec un délégué du Défenseur des droits. De surcroît, la Fédération rapporte qu'un sourd a déjà essayé d'appeler le Défenseur des droits, via le centre relais téléphonique pour demander à rencontrer un référent du Défenseur des droits mais que l'interlocutrice a répondu : « *il n'y a pas d'interprète en langue des signes chez le Défenseur des droits, je suis désolée* [215] ».
Dans ce même rapport, la Fédération explique qu'il n'existe pas de saisine du Défenseur des droits effectuée par des sourds. Pourtant, cette institution aurait le mérite d'être saisie tant les violations de droits des sourds sont nombreuses et touchent tous les aspects de la vie quotidienne, à commencer par l'accessibilité aux soins.
En conclusion de ce rapport, la Fédération a soulevé que « *le Défenseur des droits constate toujours un déséquilibre entre les textes législatifs et les droits réels dans différents domaines comme l'éducation, la vie sociale mais, est-il conscient que cette remarque concerne aussi sa propre institution ?* »
Depuis lors, des avancées ont été réalisées par le Défenseur des droits pour se rendre davantage accessible aux personnes sourdes.

---

[215] Ibidem, page 5

2) Un Défenseur des droits devenu accessible aux personnes sourdes

À la suite de l'écriture de ce rapport percutant, de nombreuses avancées ont été réalisées par le Défenseur des droits.
D'une part, on peut constater sur son site internet qu'un panel d'informations est traduit en langue des signes,[216] notamment sur tout ce qui a trait à la santé et aux discriminations liées au handicap.
De plus, une personne sourde a désormais un choix intéressant de possibilités pour le contacter : elle peut le saisir soit par mail, soit en remplissant un formulaire en ligne, soit en vidéoconférence en langue des signes ou langage parlé complété, ou encore par courrier, gratuit, sans affranchissement.
Cette multitude de possibilités est remarquable car elle laisse la personne sourde libre de son choix de communication.
Par ailleurs, il est intéressant de constater que depuis l'écriture du rapport, une décision[217] a été rendue en faveur des personnes sourdes. Elle ne porte pas sur l'accès aux soins que nous étudions mais cela illustre le fait que le Défenseur des droits prête davantage attention à cette partie de la population.
Cependant, il n'apparaît, pas encore, de décision du Défenseur des droits en matière de discriminations rencontrées par les personnes sourdes dans le cadre de leur accès aux soins.

Cette avancée, qui est palpable et récente, dans l'accessibilité du Défenseur des droits doit encore progresser en ce qui concerne l'accès à la justice.
Les tribunaux ne sont toujours pas accessibles aux personnes sourdes malgré l'article 23-1 du code de procédure civile.
Encore récemment, une personne sourde s'est vue refuser un interprète en langue des signes devant le Tribunal administratif

---

216 Vidéos en langue des signes sur le site du Défenseur des droits : https://www.defenseurdesdroits.fr/fr/le-defenseur-des-droits-en-langue-des-signes-francaise#sourds

217 Décision cadre 2020-026 du 29 janvier 2020 cadre relative aux difficultés rencontrées par les personnes sourdes et malentendantes en matière d'emploi public

de Paris. Elle a alors saisi le Conseil d'État[218] qui a rendu une décision lui donnant raison. En effet, le juge suprême rappelle que l'article 76 de la loi du 11 février 2005 impose *« aux juridictions de fournir aux personnes présentes à l'instance qui en font la demande en temps utile l'assistance* [que requiert] *leur surdité.* ».

Comme l'affirme un psychanalyste, « *les personnes sourdes ont aujourd'hui rejoint le sort commun : le sort de ces millions de citoyens ordinaires auxquels la loi garantit théoriquement des droits, mais qui chaque jour voient se raréfier les possibilités qui leur sont offertes de faire valoir ces droits »*[219].
Cette citation confirme qu'il existe bien un décalage entre ce que le droit protège ou énonce et ce qu'il en est dans la pratique.

Le recours au juge ou au Défenseur des droits ne seraient pas les seules possibilités de permettre aux personnes sourdes de faire valoir leur bon accès aux soins. Le droit en lui-même peut améliorer certains dispositifs existants ou en proposer d'autres.

---

[218] Conseil d'État, 15 mars 2019, n°414751

[219] PEILLON F. *André Meynard, Soigner la surdité et faire taire les sourds. Essai sur la médicalisation du sourd et de sa parole*, cairn.info, 2011/2 n° 27 | page 130

Chapitre 2 : Les améliorations pouvant être apportées par le droit pour un accès aux soins effectif et efficient des personnes sourdes

Nous proposerons de nouvelles modalités d'attribution de la prestation de compensation du handicap (Section I) ainsi que l'inscription de la langue des signes dans la Constitution française (Section II). Ces propositions pourraient être au service d'une amélioration du droit d'accès aux soins des personnes sourdes.

I- L'élargissement des modalités d'attribution de la prestation de compensation du handicap

Avant d'examiner les avancées qui pourraient être réalisées au niveau de l'octroi et du montant de la prestation de compensation du handicap (Paragraphe 2), nous définirons ce qu'est cette prestation, quelles sont ses modalités actuelles d'attribution et quel est son objet (Paragraphe 1).

§1 : Le rappel du contenu de la prestation de compensation du handicap

L'attribution de la prestation de compensation du handicap est conditionnée à certains critères (A). Elle possède un objet défini par la loi, retranscrit dans le code de l'action sociale et des familles à travers diverses dispositions (B).

A. Les conditions d'attribution de la prestation de compensation du handicap

L'ancêtre de la prestation de compensation est l'allocation compensatrice pour tierce personne (ACTP) qui avait été instituée par la loi du 30 juin 1975, d'orientation en faveur des personnes handicapées. C'est la loi du 11 février 2005 relative à l'égalité des droits et des chances, la participation et la citoyenneté des personnes handicapées qui a instauré la nouvelle prestation de compensation du handicap. Cette dernière prend en compte de façon beaucoup plus large les conséquences liées au handicap.

Il existe trois conditions d'attribution de la prestation de compensation du handicap.
En premier lieu, existe une condition liée à la résidence. Le demandeur de la prestation doit résider en France de manière stable et régulière, ce en vertu du premier alinéa de l'article L.245-1 du code de l'action sociale et des familles.
En second lieu, il doit remplir une condition liée à l'âge qui a été récemment réformée. Il doit être âgé de plus de vingt ans pour en bénéficier. Depuis l'adoption, par le Sénat de la proposition de loi[220] visant à améliorer la prestation de compensation du handicap, la barrière d'âge de 75 ans a été supprimée. Auparavant, si le demandeur avait plus de 75 ans au moment de la demande de la prestation, il était automatiquement débouté. À ce jour, il peut exercer un droit d'option entre la prestation de compensation du handicap ou l'allocation personnalisée d'autonomie, quel que soit son âge.
En dernier lieu, le demandeur d'une prestation de compensation du handicap doit remplir une condition liée au handicap : tant que celui-ci dure, le montant de la prestation sera versé.
C'est l'annexe 2-5 du code de l'action sociale et des familles qui détermine, de façon très détaillée, dans quels cas la personne en situation de handicap peut obtenir une telle aide financière. Selon le premier chapitre de l'annexe précitée, pour prétendre à la prestation, il faut que l'intéressé présente « *une difficulté absolue pour la réalisation d'une activité ou une difficulté grave pour la réalisation d'au moins deux activités* ». De plus, ces difficultés « *doivent être définitives ou d'une durée prévisible d'au moins un an* ».
Pour une personne sourde, les deux types de difficultés « *graves* » pourraient être constituées par : « *parler* », « *entendre (percevoir les sons et comprendre)* ». Et, naturellement, les

[220] Loi n°2020-2020, adoptée le 6 mars 2020

personnes sourdes, ont une « *difficulté absolue* » pour « *entendre (percevoir les sons et comprendre)* ».
La Commission des droits et de l'autonomie des personnes handicapées[221], instance de la Maison départementale des personnes handicapées qui se prononce sur l'attribution de la prestation du handicap, s'appuie sur ce référentiel.

Toutefois, il convient de noter qu'une personne sourde qui perçoit la prestation de compensation du handicap ne relève généralement pas de l'annexe 2-5 du code. En effet, il existe, à l'égard des personnes sourdes ce que l'on appelle un « forfait surdité ». Il est prévu à l'article D. 245-9 du même code.
Selon cet article : « *[...] les personnes atteintes d'une surdité sévère, profonde ou totale, c'est-à-dire dont la perte auditive moyenne est supérieure à 70 dB, et qui recourent au dispositif de communication adapté nécessitant une aide humaine, sont considérées remplir les conditions qui permettent l'attribution et le maintien, pour leurs besoins de communication, de l'élément de la prestation lié à un besoin d'aide humaine d'un montant forfaitaire déterminé sur la base d'un temps d'aide de 30 heures par mois* ». Ce montant s'élève à 405,60 € par mois[222] pour 30 heures d'aides humaines. Nous verrons plus bas, que ce montant est insignifiant eu égard au coût élevé de l'interprétariat en langue des signes ou en langue parlée complétée.
Il convient dorénavant de définir l'objet de cette prestation.

B. L'objet de la prestation de compensation du handicap

Cette prestation a pour but de compenser les conséquences liées au handicap[223]. Lorsqu'une personne souffre d'une restriction de participation à la vie en société ou d'une difficulté pour réaliser un acte, du fait de son handicap, elle peut en demander la compensation par le versement d'une aide pécuniaire.

---

[221] Voir en ce sens l'article L.241-5 du code de l'action sociale et des familles
[222] Arrêté du 28 décembre 2005 fixant les tarifs de l'élément de la prestation de compensation mentionnée au 1° de l'article L. 245-3 du CASF, version consolidée au 26 juillet 2020.
[223] Article L.114-1-1 du code de l'action sociale et des familles

La prestation de compensation du handicap est affectée à la prise en charge de dépenses prévues textuellement dans la loi. Le montant versé doit correspondre parallèlement à la prise en charge d'une dépense déterminée.
En effet, le Président du Conseil départemental qui a versé une prestation peut contrôler l'affectation du montant de la prestation afin de vérifier qu'elle est bien utilisée pour le besoin demandé. Cela s'appelle le contrôle d'effectivité.
Comme nous l'avons évoqué plus haut, la prestation peut être attribuée pour la prise en charge de dépenses définies dans la loi. Généralement, les personnes sourdes perçoivent un « forfait surdité » versé chaque mois mais peuvent, pour une dépense précise, faire une nouvelle demande d'attribution pour une aide dans la prise en charge de celle-ci.
Ces dépenses, en vertu de l'article L. 245-3 peuvent être :

- Liées à un besoin d'aide humaine. Généralement, cela est le cas lorsqu'une personne a recours à une tierce personne, qu'elle rémunère, pour l'aider dans l'accomplissement des actes essentiels de la vie quotidienne qu'elle ne peut réaliser seule ou encore que cette personne requiert une surveillance constante ;
- Liées à un besoin d'aide technique. Pour les personnes sourdes, la principale aide technique est celle des appareils auditifs. Par ailleurs, les parents sourds qui ont des enfants ont souvent besoin de dispositifs techniques pour les assister dans leur parentalité : achat de détecteur de pleurs de bébés lumineux ;
- Liées à l'aménagement du logement ou du véhicule. Les personnes sourdes, procèdent à un aménagement de leur logement, notamment pour la sonnette d'entrée qu'elles n'entendent pas ou du détecteur de fumée. Cela nécessite l'acquisition d'un flash lumineux à l'entrée du logement pour détecter la présence d'une personne. Il existe aussi des flashs lumineux pour détecter s'il y a de la fumée, une fuite de gaz ou même d'eau ;
- Spécifiques ou exceptionnelles lorsque l'intéressé a besoin de faire l'achat d'un dispositif onéreux du fait de sa situation de handicap. Dans ce cas-là, il devra rédiger un argumentaire pour que la Commission des droits et de

l'autonomie des personnes handicapées puisse se prononcer sur l'attribution de cette aide qui doit avoir les caractères de « *spécificité* » ou d' « *exception* » au sens de la disposition précitée.

- Liées à l'attribution et à l'entretien des aides animalières.

La seule disposition existante relative à l'aide à la communication des personnes sourdes est celle issue de l'article D.245-9 du code de l'action sociale et des familles. Nous verrons que cet article ne permet pas de couvrir tous les besoins en aide humaine, notamment dans la communication, pour les personnes sourdes. La réforme de mars 2020[224], qui a modifié le code, n'a pas remodelé ce dispositif.

§2 : Vers une modification des modalités d'attribution de la prestation de compensation pour les personnes sourdes ?

Afin de permettre aux personnes sourdes de rémunérer un accompagnant professionnel dans leur parcours de soins, il conviendrait de réformer les modalités d'attribution de la prestation de compensation du handicap. Il s'agirait d'attribuer aux personnes sourdes le montant de la prestation de compensation en élargissant le champ de l'aide humaine (A) ou encore d'instaurer dans la loi un nouveau besoin des personnes sourdes à prendre en charge (B).

A. L'accès aux soins des personnes sourdes englobé dans le champ de l'aide humaine ou de l'aide spécifique

L'article L. 245-1 du code de l'action sociale et des familles prévoit les conditions d'octroi de la prestation de compensation du handicap. Dans sa continuité, l'article L.245-3 du même code définit dans quels cas la prestation de compensation peut être attribuée et affectée. Pour notre propos, nous ferons référence aux alinéas 1° et 4°. Ceux-ci prévoient que « *la prestation de*

[224] Loi n°2020-220 du 6 mars 2020 visant à améliorer l'accès à la prestation de compensation du handicap.

compensation peut être affectée, […], à des charges liées à un besoin d'aide humaine […] ou liées à des aides spécifiques et exceptionnelles ». Ces alinéas sont disposés pour les personnes sourdes, compte tenu des difficultés qu'elles rencontrent, dans la communication avec les autres personnes.

Dans le cadre de l'accès aux soins, nous l'avons vu à plusieurs reprises, il existe une réelle difficulté de communication entre les personnes sourdes et les soignants.
Seulement une vingtaine d'unités de soins accessibles en langue des signes existent en France. Proposer une formation obligatoire, minimale, à la langue des signes à tous les étudiants infirmiers ou en médecine semble difficilement envisageable. On pourrait alors proposer d'élargir les conditions d'attribution de la prestation de compensation du handicap, issues du champ de l'aide humaine et de l'aide spécifique, afin de financer plus simplement et facilement des interprètes.
Cela serait tout à fait intéressant dans la mesure où la personne sourde pourrait avoir recours à n'importe quelle spécialité médicale, proche de son domicile, étant accompagnée d'un interprète. Ainsi, elle ne serait plus contrainte d'aller exclusivement dans l'unité hospitalière publique qui accueille en langue des signes.
Cela corrigerait l'inégalité qui existe entre les sourds et les entendants, ces derniers ayant une liberté de choix de leur praticien, ce qui n'est pas le cas pour les sourds qui s'orientent préférentiellement vers ceux pratiquant la langue des signes.
Il faut noter que le forfait surdité est très nettement insuffisant pour rémunérer les interprètes. Cela justifierait que les personnes sourdes puissent aussi recourir au volet « aide humaine » ou au volet « dépense exceptionnelle et spécifique » prévus dans le cadre du versement de la prestation de compensation du handicap.
En effet, le forfait surdité, d'un montant de 405€ par mois, correspond à 30 heures d'aides humaines mensuelles[225], soit une rémunération à hauteur de 13,5€ par heure (405/30 = 13,50). Ce

[225] Voir en ce sens l'article D.245-9 du code de l'action sociale et des familles

montant ne tient donc pas compte de la réalité du coût d'un interprète.
À titre d'illustration, le Service d'interprète en Langue des Signes dispose de plusieurs tarifs d'interprétation. Pour une demi-journée, le coût d'un interprète pour un rendez-vous simple, tel un rendez-vous médical, peut varier entre 130 € et 200€, selon que celui-ci intervient en journée, de nuit, en semaine ou le week-end.

À noter, que les personnes sourdes ont d'autres besoins que pour les seuls rendez-vous médicaux : pour des rendez-vous administratifs (centre des impôts, caisse d'allocations familiales, etc.), des entretiens d'embauches, des formations, des conférences, des réunions, des colloques, etc. Le forfait surdité va alors être très vite épuisé.

Aussi, cette solution, de faire entrer dans le volet « aide humaine » ou volet « aide technique et exceptionnelle » les coûts liés à l'interprétariat est intéressante à explorer. Dès lors, les personnes sourdes n'auraient plus à utiliser seulement leur prestation de compensation, attribuée dans le cadre du forfait surdité, pour financer leurs interprètes lors de leurs rendez-vous médicaux.

B. L'introduction d'une nouvelle dépense à prendre en charge

L'aide humaine, telle que prévue par le code de l'action sociale et des familles, est bien spécifique et concerne notamment l'emploi de tierces personnes pour l'aide aux soins (mandataire ou aidant familial).
On peut comprendre que dans le volet de l'aide humaine, la rémunération des interprètes n'entre pas dans le champ de l'aide aux soins : les interprètes font l'objet d'un contrat pour une prestation déterminée de quelques heures tandis que la tierce personne dispensant des soins fait l'objet d'un contrat de travail.
Si l'on peut toujours retenir la proposition de faire entrer dans le champ du 4° de l'article L 245-3 du code de l'action sociale et des familles, relatif à l'aide exceptionnelle et spécifique, il serait judicieux de créer une nouvelle catégorie de prise en charge de

dépenses. En effet, le recours à un interprète peut être itératif et ne revêt pas un caractère exceptionnel.

Quoiqu'il en soit, cette solution de réformer le dispositif de prestation de compensation du handicap apparaît nécessaire pour améliorer l'accès aux soins des personnes sourdes.
Par ailleurs, inscrire la langue des signes comme faisant partie de la langue de la République Française, dans la Constitution, devient de plus en plus urgent. Nous examinerons bon nombre de propositions de lois qui ont été faites en ce sens et nous pouvons espérer que cette inscription sera effective dans un avenir très proche.

II- L'intérêt d'une révision de la Constitution française pour améliorer l'accès aux soins des personnes sourdes

L'idée de procéder à une révision constitutionnelle est très conséquente.
Certaines associations ayant trait au handicap, notamment l'APF France handicap, connue pour ses revendications politiques fortes, demande la révision de l'article 1er de la Constitution française pour prohiber la distinction « en raison du handicap » (Paragraphe 1). Pour ce qui a trait à la surdité, plusieurs associations revendiquent l'introduction de la langue des signes, à l'article 2 de la Constitution, afin qu'elle soit reconnue comme langue de la République, au même titre que le français (Paragraphe 2).

§1 : L'introduction de l'interdiction de distinction en raison du handicap dans la Constitution

Avant de définir l'intérêt d'introduire l'interdiction de discrimination en raison du handicap (B), il convient d'établir un bref rappel de la procédure de révision de la Constitution, laquelle n'est pas anodine et peut se révéler complexe (A).

A. Préliminaire : la complexe procédure de révision de la Constitution

On entend par révision constitutionnelle la procédure qui consiste à modifier, abroger ou compléter la Constitution d'un pays. Par expérience, dans l'histoire de la Vème République, il a « *été prouvé qu'il n'est pas facile de réviser la Constitution*[226] ». L'existence dans la Constitution de la procédure de révision témoigne d'une *« volonté d'actualisation de* [celle-ci][227]». Autrement dit, les pères fondateurs de la Constitution, et notamment le Général de Gaulle, n'ont pas souhaité qu'elle soit « *rigide*[228] » mais qu'elle puisse être vivante.

L'intérêt de pouvoir la modifier, abroger ou compléter ses dispositions permet « *l'évolution du régime politique*[229] », ce qui n'a pas été permis dans l'histoire constitutionnelle, et qui a donné lieu à l'adoption de nombreuses Constitutions.

L'intérêt de pouvoir réviser une Constitution permet de faire évoluer certaines politiques et aujourd'hui, il se pose la question d'introduire certains éléments ayant trait au handicap dans ce texte fondamental.

La procédure de révision est prévue par l'article 89 de la Constitution française du 4 octobre 1958. Cet article dispose à son premier alinéa que « *l'initiative de la révision de la Constitution appartient concurremment au Président de la République sur proposition du Premier ministre et aux membres du Parlement.* ».

De fait, un citoyen ordinaire ou une association, en tant que personne morale, ne peuvent avoir l'initiative de la révision de la Constitution.

La loi constitutionnelle, qui permet la révision, doit être adoptée aussi bien par l'Assemblée nationale que le Sénat, en termes identiques. Cette révision peut être soumise à l'approbation via

---

[226] FORMERY S-L., *La Constitution commentée article par article,* Hachette, 18ème éd. 2015, page 172.

[227] Ibidem

[228] Ibidem, page 167

[229] Ibidem

un référendum pour demander l'avis du peuple français[230]. Toutefois, il est possible d'échapper à ce référendum lorsque la révision constitutionnelle est issue d'un projet de loi. Dans ce cas-là, le Président de la République soumet, non pas à l'approbation du peuple mais du Congrès (c'est-à-dire du Sénat et de l'Assemblée nationale réunis), qui doit se prononcer à la majorité des trois cinquièmes des suffrages exprimés[231].

Actuellement, une procédure de révision est en cours. C'est notamment l'article 1er de la Constitution qui est concerné : certains souhaiteraient y introduire la protection de l'environnement[232], d'autres souhaiteraient supprimer le terme de « race »[233], d'autres encore souhaiteraient ajouter l'interdiction de distinction en raison du handicap[234].
Lors de son discours devant le Congrès en date du 3 juillet 2017, le Président E. Macron avait indiqué sa volonté de procéder, au cours de son quinquennat, à une révision constitutionnelle. À ce jour, elle n'a toujours pas abouti mais lors de la crise des gilets jaunes, elle est revenue en première ligne.

---

[230] Article 89 de la Constitution du 4 octobre 1958, alinéa 2 : *« Le projet ou la proposition de révision doit être examiné dans les conditions de délai fixées au troisième alinéa de l'article 42 et voté par les deux assemblées en termes identiques. La révision est définitive après avoir été approuvée par référendum. ».*

[231] Ibidem, alinéa 3 : *« Toutefois, le projet de révision n'est pas présenté au référendum lorsque le Président de la République décide de le soumettre au Parlement convoqué en Congrès ; dans ce cas, le projet de révision n'est approuvé que s'il réunit la majorité des trois cinquièmes des suffrages exprimés. Le bureau du Congrès est celui de l'Assemblée nationale ».*

[232] BARBARIT S. *Ecologie : le Sénat ne veut pas d'une révision « cosmétique » de la Constitution,* Public Sénat, 30 juin 2020 : https://www.publicsenat.fr/article/parlementaire/ecologie-le-senat-ne-veut-pas-d-une-revision-cosmetique-de-la-constitution

[233] LUCAS E. *Julien Denormandie fait resurgir le débat sur le mot « race » dans la Constitution,* La croix, 14 juin 2020 : https://www.la-croix.com/France/Politique/Julien-Denormandie-fait-resurgir-debat-mot-race-Constitution-2020-06-14-1201099688

[234] APF France handicap réunie en Assemblée générale. *Motion En route pour nos droits ! Pour que la « priorité au handicap » devienne une réalité,* 2019 https://www.apf-francehandicap.org/sites/default/files/ag_2019_motion_politique.pdf

L'actuel Président a alors lancé un grand débat national sur « *la démocratie, les élections et la citoyenneté* » ce qui pourrait conduire à la modification de dispositions constitutionnelles. Aussi, un nouveau projet de révision a été présenté le 29 août 2019, il y a près d'un an par le Président de la République. Néanmoins, faute de trouver un accord avec le Sénat sur de nombreux sujets pour une révision constitutionnelle, cette dernière *« semble impossible à mener à son terme*[235] *»*.

Dorénavant, nous allons nous intéresser plus particulièrement à la volonté des associations de soutien aux personnes handicapées d'introduire dans la Constitution française, l'interdiction de distinction en raison du handicap.

B. L'introduction de la prohibition de distinction en raison du handicap dans la Constitution

On a pu voir qu'il existait beaucoup d'ambitions autour de la prochaine révision constitutionnelle attendue (protection du climat, handicap, suppression du terme de « race », réforme du parquet, déchéance de nationalité, etc.). Il importe de comprendre quel est l'intérêt de modifier la Constitution et notamment celui d'introduire le terme de « handicap » à son article 1er.

Le premier article de la Constitution française prévoit que la France « *assure l'égalité devant la loi de tous les citoyens sans distinction d'origine, de race ou de religion »*.

Certaines associations pour la défense des droits des personnes handicapées, et notamment l'APF France handicap, revendiquent la modification de cet article. Cette dernière association milite en faveur des personnes handicapées, quel que soit leur type de handicap. Ses revendications nous intéressent donc pour notre sujet relatif au droit d'accès aux soins des personnes sourdes en France.

Lors de l'assemblée générale de l'association en 2019, il a été fait état de sa « *colère et de sa déception* » voyant que deux ans après

---

235 Code constitutionnel et des droits fondamentaux, Dalloz, commentaire sous l'article 89 de la Constitution française du 4 octobre 1958.

l'élection du Président de la République, qui avait fait du handicap une de ses priorités, certaines revendications sont restées lettre morte.
L'APF France handicap, lors de cette assemblée générale de 2019, établit dans une motion que « *les personnes en situation de handicap et leurs proches sont des « sujets de droits » par l'introduction du handicap dans la Constitution française en l'ajoutant dans un article premier [...] : « Elle* [la France] *assure l'égalité devant la loi de tous les citoyens sans distinction de sexe, d'origine, de handicap, ou de religion ». Parce que pouvoir exercer ses droits fondamentaux (à l'éduction, à l'emploi, à la santé, etc.), c'est la base !*[236] ».
Il convient de rappeler que la Constitution est là non seulement pour régir les institutions françaises mais aussi pour garantir les droits fondamentaux des citoyens. En effet, l'article 16 de la Déclaration des droits de l'homme et du citoyen affirme que « *toute Société dans laquelle la garantie des Droits n'est pas assurée, [...] n'a point de Constitution* ».
Aussi, inscrire la notion de « handicap » dans la Constitution n'aurait pas seulement une valeur symbolique mais protégerait de manière effective les droits des personnes en situation de handicap.
Sur l'aspect symbolique, reconnaître les personnes en situation de handicap comme citoyennes à part entière dans la Constitution, serait une grande avancée.

Concernant l'accès aux soins des personnes sourdes par exemple, une telle inscription du handicap dans la Constitution, impliquerait que toutes les administrations de l'État, quelles qu'elles soient, devraient les accueillir en tant que citoyennes à part entière.
Une telle inscription dans la Constitution pourrait conférer aux personnes sourdes des droits supplémentaires à faire valoir devant un juge.

---

[236] APF France handicap, Assemblée générale 2019, motion, page 1 : https://www.apf-francehandicap.org/sites/default/files/ag_2019_motion_politique.pdf

Ainsi, inscrire dans ce texte fondamental l'interdiction d'opérer des distinctions en raison du handicap serait l'occasion d'une évolution du droit. Cela nécessiterait que tout le droit français se conforme à la nouvelle disposition constitutionnelle.
En matière de droit d'accès aux soins des personnes sourdes, cela impliquerait une évolution du code de la santé publique et des politiques de santé.

Une autre avancée pour rendre d'autant plus effectif l'accès aux soins des personnes sourdes serait la reconnaissance de la langue des signes comme langue de la République au même titre que la langue française.

§2 : La reconnaissance de la langue des signes comme langue de la République

Plusieurs tentatives ont été menées pour inscrire, dans la Constitution française, la langue des signes comme langue de la République. (A). Cette reconnaissance aussi, impliquerait une évolution du droit français pour permettre un meilleur accès aux soins des personnes sourdes en France (B).

A. Les tentatives d'une reconnaissance de la langue des signes comme langue de la République

Nombreux sont les députés et sénateurs qui ont interpelé le Gouvernement français, ces dernières années, pour revendiquer l'inscription de la langue des signes dans la Constitution française.
L'article 2 de la Constitution française affirme que « *la langue de la République est le français* ». Certains députés et sénateurs, aux côtés des personnes sourdes et malentendantes, proposent que soit inscrit à cet article la reconnaissance de la langue des signes comme langue de la République, au même titre que le français.
Le député J-C. Perez, en juin 2014, avait attiré l'attention de la ministre des affaires sociales et de la santé de l'époque sur « *l'inscription de la langue des signes dans la Constitution de la*

République française ». Il a été répondu que « *l'inscription particulière du français comme langue de la République ne [faisait] pas obstacle à la promotion d'autres langues de France, parmi lesquelles figure la langue des signes française (LSF).*[237] »
Si effectivement, l'inscription de la langue française comme langue de la République ne fait pas obstacle à l'utilisation de la langue des signes en France, la députée C. Imbert, a expliqué que la reconnaissance de la langue des signes dans la Constitution permettrait aux sourds « *de faire valoir leur droit à utiliser la langue des signes*[238] ». En d'autres termes, les sourds pourraient, de droit, s'exprimer en tout temps, notamment dans les établissements publics ou privés qui ont une mission de service publique, en langue des signes. Ils n'auraient plus à s'excuser ou se justifier de leurs besoins.

En reconnaissant dans la Constitution, la langue des signes française comme langue de la République, les établissements de santé pourraient peu à peu se voir contraints de permettre une véritable accessibilité aux personnes sourdes par la mise à disposition d'interprètes.

Un autre député très investi dans le combat pour la reconnaissance de la langue des signes dans la Constitution, Monsieur L. Prud'homme, rappelle qu'en France « *400 000*[239] *citoyens pratiquent la langue des signes* », ce qui est conséquent. Lors d'une question au gouvernement, il explique que si « *certes, d'une façon générale, l'accessibilité des personnes en situation de handicap a progressé, [...] pour les sourds et malentendants, porteurs d'un handicap invisible, les aménagements restent, eux aussi, invisibles et pour cause : ils n'existent pas, ou presque*[240] ».

---

[237] PEREZ JC, Question écrite n°57 494, question publiée au JO le 17/06/2014 : questions.assemblee-nationale.fr/q14/14-57494QE.htm

[238] IMBERT C. Question écrite n° 10 084, question publiée dans le JO du 18/04/2019 : https://www.senat.fr/questions/base/2019/qSEQ190410084.html
MIS J-M. Question écrite n° 21 067, publiée le 14/01/2020 : questions.assemblee-nationale.fr/q15/15-21067QE.htm

[239] Nous avons dit, plus haut, que le nombre de locuteurs de la langue des signes avoisinait les 250 000. Étant donné qu'il n'existe pas de chiffres officiels sur les personnes sourdes, il est difficile de définir combien il existe de personnes pratiquant la langue des signes.

[240] PRUD'HOMME L. Question écrite n°729, publiée au JO le 21/05/19 : questions.assemblee-nationale.fr/q15/15-729QOSD.htm

Encore en juillet 2019, une autre députée, Madame Dubois[241], a posé une question au Gouvernement tendant également à l'inscription de la langue des signes française dans la Constitution. Elle explique que cela serait souhaitable afin que la France soit en conformité avec la recommandation de l'ONU qui préconise l'inscription de la langue des signes dans les Constitutions des pays membres mais aussi avec la résolution européenne qui va dans le même sens[242].

Nous expliquerons à présent quel serait l'intérêt d'une telle inscription de la langue des signes dans la Constitution française.

B. L'intérêt de la reconnaissance de la langue des signes dans la Constitution pour l'accès aux soins

Pour la *Fédération nationale des sourds de France*, l'inscription de la langue des signes française dans la Constitution aurait plusieurs conséquences directes, remarquables et souhaitables. Pour notre sujet, elle permettrait aux « *sourds, d'opposer et de faire valoir leur droit à choisir d'utiliser la langue des signes française dans leur vie quotidienne sans discrimination, et par conséquent d'accéder in fine à l'égalité, car ce droit n'est pas appliqué uniformément sur le territoire, particulièrement dans le domaine [...] médical* ».

Les unités de soins en langue des signes sont inégalement réparties sur le territoire français. Reconnaître la langue des signes, comme langue de la République, légitimerait la mise en place d'autres dispositifs de soins adaptés aux personnes sourdes. Monsieur V. Cottineau, président de la *Fédération nationale des sourds de France* rappelle à juste titre et insiste bien sur le fait que la langue des signes n'est pas une langue artificielle mais qu'il s'agit bien d'une « *langue naturelle* ».

---

241 DUBOIS M. Question n°21 328, publiée au JO le 14/01/2020 : https://www.nosdeputes.fr/15/question/QE/21328

242 *Resolution on sign languages B4-0985/98 et résolution du Parlement européen du 23 novembre 2016 sur les langues des signes et les interprètes professionnels en langue des signes (2016/2952(RSP))*

Il explique clairement que *« la langue des signes française est aux sourds français, dont elle est la langue principale, ce que la langue française est aux entendants français* [243]*».* Il convient que cette langue soit inscrite *de scripto* dans la Constitution, même si, *de facto,* la langue des signes est déjà reconnue comme une langue à part entière dans la loi, et qu'elle a *« un statut de langue de la République au même titre que le françai*s[244] ». Sans doute se permet-il de préciser cela car certains détracteurs de cette inscription dans la Constitution se demandent pourquoi n'inscrirait-on pas les langues régionales dans la Constitution. Or, il importe de souligner que les langues régionales n'ont pas la même portée que la langue des signes qui est nationale.
De plus, il faut rappeler qu'actuellement quatre pays de l'Union Européenne ont déjà inscrit la langue des signes dans leur Constitution. C'est le cas de l'Autriche, de la Finlande, de la Hongrie et du Portugal. Selon V. Cottineau, si la France procédait de la même manière, elle serait pionnière, *« moteur de changements, ce qui rendrait plus aisé une reconnaissance officielle des langues des signes dans d'autres pays*[245] *».*

Ainsi, l'inscription de la langue des signes française et du handicap dans la Constitution ne révolutionnerait pas ici et maintenant l'accès aux soins des personnes sourdes. Elle permettrait cependant une évolution en profondeur du droit, des mentalités et une meilleure reconnaissance des personnes sourdes en tant que citoyennes, au même titre que les autres.
L'avenir d'une réforme de la prestation de compensation du handicap pour elles semble pourtant bien insuffisante eu égard à l'ampleur et à la profondeur des difficultés rencontrées par cette population.

---

243 COTTINEAU V. *La langue des signes française dans la Constitution de la République française : une requête légitime,* courrier à l'attention des parlementaires français en date du 1er février 2019. www.fnsf.org/wp-content/uploads/2019/03/Lettre-aux-Parlementaires-1.pdf

244 Voir en ce sens la circulaire n°2008-109, du 21 août 2008 « *la loi reconnaît à la langue des signes française un statut de langue de la République au même titre que le français* ».

245 COTTINEAU V. ibidem

Enfin, il est plus que jamais urgent que le système judiciaire s'améliore pour être davantage accessible aux sourds afin que ceux-ci puissent faire valoir leurs droits en tant que malades. Le recours à la justice est un moyen de faire garantir les droits de tout un chacun. D'ailleurs, cette même inscription de la langue des signes dans la Constitution permettrait, sans nul doute, une amélioration et une accessibilité plus grande dans la pratique judiciaire par les personnes sourdes.
Les tribunaux pourraient être investis d'interprètes en langue des signes professionnels chaque fois qu'un sourd serait partie au procès. Cela l'encouragerait d'autant plus à ester en justice pour dénoncer les violations de ses droits en matière de soins et à faire garantir ces mêmes droits.

Conclusion

Nous avons pu voir au cours de ce travail de recherche l'évolution positive incontestable du droit en faveur des personnes sourdes, notamment dans le domaine de la santé. Quand bien même ni le droit, ni les pouvoirs publics n'imposent la création d'unités de soins en langue des signes, celles-ci ont pu se déployer progressivement sur le territoire français, grâce à la bonne volonté de médecins sensibilisés à la surdité. Celles-ci permettent à des personnes sourdes quelles qu'elles soient, dans leur diversité, oralisant ou non, pratiquant la langue des signes ou non, étrangères, non voyantes, etc., de recevoir des soins accessibles.

Le droit s'est imposé peu à peu. Il est passé par des textes à portée générale, telle la loi du 30 juin 1975, d'orientation en faveur des personnes handicapées et la loi du 11 février 2005, relative à l'égalité des droits et des chances, la participation et la citoyenneté des personnes handicapées. Puis, le droit est parvenu à une législation plus précise et ciblée, via des décrets, des arrêtés et des circulaires.

Rappelons l'époque où les personnes sourdes ne jouissaient d'aucune considération en tant que citoyennes. Beaucoup ont été éliminées lorsque sévissait l'idéologie eugénique en Allemagne. Des femmes sourdes ont été forcées d'avorter car le pouvoir nazi en place craignait la régénérescence et la propagation de la population sourde.
De plus, dans la période de la Révolution Française, la réduction au silence des sourds a été de mise. On leur a enlevé leur langue et imposé l'oralisation par la démutisation.

Parallèlement à l'évolution de la reconnaissance de leurs droits en matière de santé, des progrès ont été effectués pour les aides techniques à l'audition : prothèses auditives classiques et implantation cochléaire depuis une trentaine d'années.
Des dispositifs comme celui de la retranscription écrite simultanée ou la visio-interprétation, ont vu le jour. Ces progrès

techniques ont amélioré la situation sanitaire des personnes sourdes du fait d'une intégration facilitée dans la société mais beaucoup reste à faire. De fait, bon nombre d'entre elles restent encore en dehors des « circuits sanitaires » de tout un chacun pour les raisons que nous avons essayé d'analyser.
Toutefois, il ne faut pas uniquement compter sur la technologie et les dispositifs techniques. En effet, nombre de personnes sourdes craignent que cette invasion de technologies, qui voient le jour et qui se développent très, voire trop, rapidement, soit un moyen de les rendre « entendants ». En effet, nombre de médecins prônent l'implantation[246], plus que l'appareillage classique, pour permettre aux sourds de mieux « entendre ». De plus, l'invasion des technologies pour aider les personnes sourdes, pourrait conduire à la disparition progressive de la langue des signes. En effet, nous serions tentés de passer par les seuls dispositifs technologiques pour les aider. Ces derniers ont une culture, une identité et une histoire qui leur est propre. Ces éléments personnels et culturels doivent être préservés.
Si, certes ces technologies représentent des avancées considérables pour l'autonomie des personnes sourdes, elles ne peuvent et ne doivent pas remplacer l'aide humaine qui est à privilégier.

Il aura fallu des situations extrêmes, telle l'épidémie de sida, pour prendre conscience de la situation dans laquelle se trouvaient ces personnes et notamment comment un message de prévention pouvait être perçu. A l'opposé de ce qu'il était censé transmettre, et réaliser que la manière de penser d'un sourd, d'appréhender les réalités par lui, si bien oralisé, si intelligent soit-il, n'est pas celle d'un entendant.

À toute personne non sensibilisée, ni formée à la surdité, il est nécessaire de redire que les aides auditives ne sont que des aides et ne remplacent en rien une oreille. Si cela était le cas, les personnes sourdes n'auraient pas besoin de ces longues heures de

[246] Pour rappel, l'implantation exige un acte de chirurgie qui détruit définitivement la cochlée interne dans l'oreille. Il n'y a pas de retour en arrière possible : ce n'est donc pas un acte anodin. Tandis que, l'appareillage classique n'implique pas de chirurgie.

rééducation orthophonique en soutien et en complément de ces aides techniques de plus en plus perfectionnées. En effet, il ne suffit pas de porter une prothèse ou d'être implanté pour « entendre ». Combien de fois un sourd peut-il entendre de telles réflexions désobligeantes : « Vous êtes appareillé, alors vous entendez maintenant. Vous n'êtes pas vraiment handicapé/sourd. »?
Faut-il rappeler la souffrance et l'isolement quotidiens vécus par la plupart d'entre eux, y compris par ceux dont la vie se rapproche le plus de celle d'un entendant ? Ce handicap invisible reste difficile à appréhender pour des personnes non initiées. Les personnes sourdes doivent en permanence se justifier et justifier l'aide dont elles ont besoin pour accomplir des démarches simples, auprès d'une administration par exemple.

Dans la situation sanitaire présente, peu de personnes comprennent qu'elles doivent retirer leur masque pour que la personne sourde en face, qui s'aide de la lecture labiale, puisse saisir ce qui lui est dit. Certaines mêmes refusent d'accéder à cette simple demande au motif que le masque est obligatoire.

Actuellement, est en projet la création d'unités pour personnes sourdes qui seront dédiées à la lutte contre le tabac, les drogues et l'alcool. Les sourds qui ont des addictions à ces différentes substances peuvent difficilement s'en sortir puisqu'à ce jour, aucune prévention, aucune aide au sevrage ne leur est accessible. Ce projet est, encore une fois, celui du docteur Dagron, entouré d'autres médecins[247] sensibles aux difficultés rencontrées par les patients sourds dans le cadre de leurs soins. Une fois de plus, on constate qu'il s'agit, dans ce projet, d'une initiative personnelle qui n'est pas celle des pouvoirs publics. Ces derniers devraient pourtant s'emparer du sujet et impulser des politiques de lutte contre le tabac, les drogues et l'alcool accessibles aux sourds.

Nous avons vu que les unités de soins en langue des signes sont inégalement réparties sur le territoire. Le recours à des interprètes

[247] Dont le docteur Alexis Karacostas.

en langue des signes, qui pourrait être facilité et moins onéreux, pourrait pallier aux manques.

L'inscription de la langue des signes dans la Constitution est plus que soutenue aujourd'hui. Les sourds français ont une langue naturelle : la langue des signes française. Elle est aux sourds français, ce que le français est aux entendants.

Une telle inscription serait pour eux une marque de respect, de reconnaissance, de profonde considération mais leur permettrait surtout d'avoir, de droit, le droit de s'exprimer en langue des signes et le droit d'avoir un échange dans cette langue avec n'importe quel interlocuteur. Pour notre sujet, cette inscription permettrait à toutes les personnes sourdes de pouvoir se faire soigner, de droit et légitimement, dans leur langue.

Annexes

Annexe n°1 : Classification des cinq degrés de surdité par le Bureau international d'audiophonologie
Explications tirées de l'ouvrage de D. Bedoin, *Sociologie du monde des sourds,* 2018, édition La Découverte, pages 13 et 14

Annexe n°2 : Illustration de la LfPC (Langue française parlée complétée)

Annexe n°3 : Schéma de l'oreille

Annexe n°1 : Classification des cinq degrés de surdité par le Bureau International d'Audiophonologie (BIA)
Explications tirées de l'ouvrage de D. Bedoin, *Sociologie du monde des sourds,* 2018, édition La Découverte, pages 13 et 14

NB : le son se mesure en décibels (dB) et est défini par sa fréquence exprimée en Hertz (Hz). L'audiométrie est la méthode d'examen permettant de mesurer le degré de perte d'audition moyenne des deux oreilles, à partir de la perte en décibels aux fréquences les plus importantes pour percevoir correctement la parole.

- En dessous de 20 dB, on ne parle pas de surdité.
- Entre 21 et 40 dB (équivalent à une conversation orale normale), on parle de surdité légère, la parole est perçue à voix normale mais difficilement à voix basse ou lointaine.
- Entre 41 et 70 dB (équivalent au bruit émis par une salle de classe), on parle de surdité moyenne. La parole n'est perçue qu'à voix forte.
- Entre 71 et 90 dB (équivalent au bruit d'une tondeuse ou d'un aspirateur), on parle de surdité sévère. Seuls les bruits intenses et la parole de forte intensité émise à proximité de l'oreille sont perçus.
- Entre 91 et 119 dB (équivalent du bruit dans une discothèque), il s'agit d'une surdité profonde. Aucune perception de la parole n'est possible. Seuls les bruits très puissants sont perçus.
- Au-delà de 120 dB, il s'agit de surdité totale, aussi appelée cophose. Aucun bruit n'est perçu.

Annexe n°2 : Langage Parlé Complété

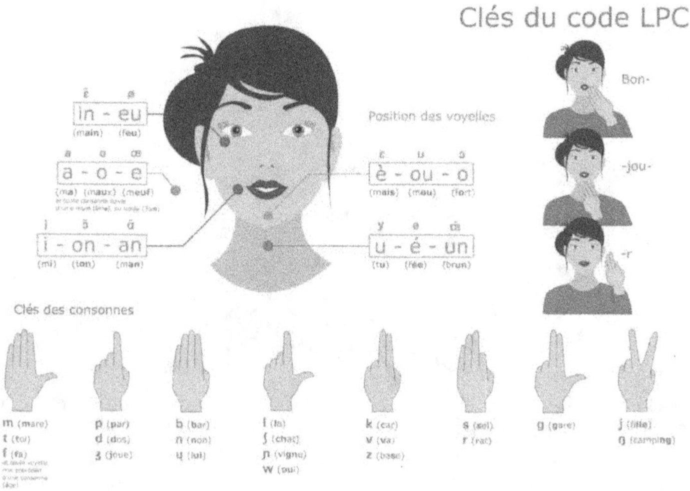

Annexe n°3 : schéma de l'oreille interne

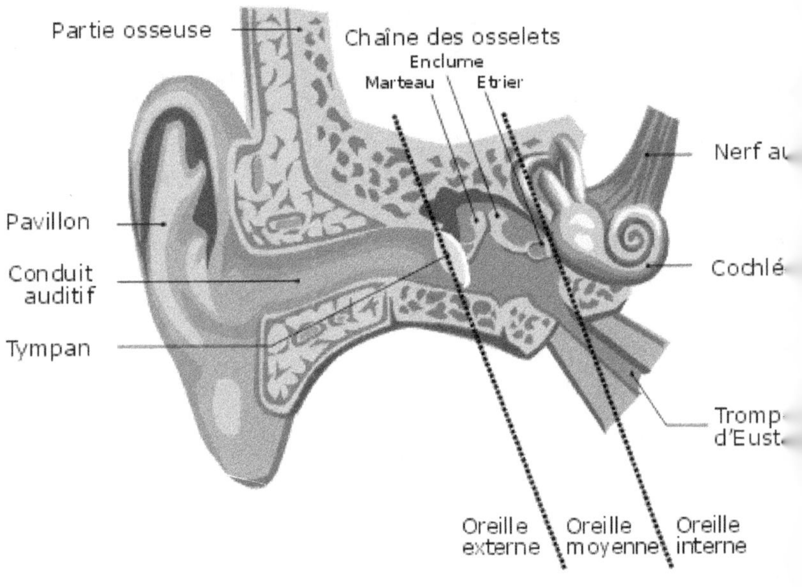

Bibliographie

Ouvrages

Ouvrages juridiques

BORGETTO M., *La notion de fraternité en droit public français. Le passé, le présent et l'avenir de la solidarité,* LGDJ, 1991

BORGETTO M., *Droit de l'aide et de l'action sociales*, LGDJ, 10ème éd.2018

BURDEAU G., *Les libertés publiques,* LGDJ, 1961

CORNU G., *Vocabulaire juridique,* PUF, 10ème éd. 2010

DECAUX E. et DE SCHUTTER O., *Le Pacte international relatif aux droits économiques, sociaux et culturels, commentaire article par article,* Economica, 2019

FABRE-MAGNAN M., *Introduction au droit,* PUF, 3ème édition, 2016

FORMERY S-L., *La Constitution commentée article par article,* Hachette, 18ème éd. 2015

ROUSSEAU J-J., *Du contrat social*, Livre 1, Chapitre VI : *Du pacte social,* éd. Livre de poche, 1996

Ouvrages non juridiques

ABBE DE L'EPEE C-M., *La véritable manière d'instruire les sourds et muets,* Paris, Nyon 1984

BEDOIN D., *Sociologie du monde des sourds,* Paris, La Découverte, 2018

DE TOCQUEVILLE A., *De la démocratie en Amérique*, t. 2, éd. GF-Flammarion, 1981

DAGRON J., *Les silencieux, chronique de vingt ans de médecine avec les sourds,* Presse Pluriel, 2008

DAGRON J., *Sourds et soignants, deux mondes, une médecine,* Press editions, Paris 1999

GAURIER B., *Tous inclus ! Réinventer la vie dans la cité avec les personnes en situation de handicap,* éditions de l'atelier, 2010

GAURIER B., *Personnes en situations de handicap au défi des droits et libertés,* Chronique sociale, 2018

KERTUDO S-A., *Est-ce qu'on entend la mer à Paris ? Histoire de la permanence juridique pour les sourds, Harmattan,* 2010

LOPEZ KRAHE, *Surdité et langage, prothèses, LPC et implants cochléaires,* Presses universitaires de Vincennes, 2007

MOTTEZ B., *Expérience et usage du corps chez les sourds et ceux qui les fréquentent,* Grenoble, éd. La pensée sauvage

VOUZELAUD S., *Miss et sourde !* Leduc éditions, 2008

Dispositions juridiques et légales

Textes fondamentaux
Constitution du 4 octobre 1958
Préambule de la Constitution du 29 octobre 1946
Déclaration des droits de l'homme et du citoyen du 26 août 1789
Principes à valeur constitutionnelle

Conventions, textes de droit international
Convention européenne des droits de l'homme
Convention internationale des Nations unies relative aux droits des personnes handicapées du 13 décembre 2006
Pacte international relatif aux droits économiques, sociaux et culturels du 16 décembre 1966
Constitution de l'Organisation mondiale de la santé du 7 avril 1948

Lois

Loi n°91-73 du 18 janvier 1991 portant dispositions relatives à la santé publique et aux assurances sociales (reconnaissait aux familles le droit de choisir une communication bilingue, langue des signes – français, dans l'éducation de leurs enfants sourds.)

Loi n°2002-73 du 17 janvier 2002 de modernisation sociale

Loi n°2002-303 du 4 mars 2002 relative aux droits des malades et à la qualité du système de santé

Loi n°2004-810 du 13 août 2004 relative à l'assurance maladie sur la prise en charge des personnes sourdes

Loi n°2005-102 du 11 février 2005 pour l'égalité des droits et des chances, la participation et la citoyenneté des personnes handicapées

Loi n°2016-1321 du 7 octobre 2016 pour une République numérique

Décrets, arrêtés

Décret n°2004-836 du 20 août 2004 portant modification de la procédure civile

Décret n°2008-346 du 14 avril 2008 relatif à la réception et à l'orientation des appels d'urgence des personnes déficientes auditives.

Décret n° 2008-764 du 30 juillet 2008 relatif au recouvrement des amendes forfaitaires et à certains frais de justice criminelle ou assimilés, JORF n° 0179 du 2 août 2008, p. 12401, texte n° 25

Décret n° 2010-16 du 7 janvier 2010 relatif aux dispositions concernant la prestation de compensation prévue à l'article D. 245-9 du code de l'action sociale et des familles, JORF n° 0006 du 8 janvier 2010, p. 451.

Décret n°2017-875 du 9 mai 2017 relatif à l'accès des personnes handicapées aux services téléphoniques

Décret n°2020 du 17 juillet 2020 modifiant le décret n°2020-860 du 10 juillet 2020 prescrivant les mesures générales nécessaires pour faire face à l'épidémie de covid-19 dans les territoires sortis de l'état d'urgence sanitaire et dans ceux où il a été prorogé

Arrêté du 28 décembre 2005 fixant les tarifs de l'élément de la prestation de compensation mentionnée au 1° de l'article L. 245-3 du CASF, version consolidée au 26 juillet 2020.

Arrêté du 10 septembre 2007 modifiant l'arrêté du 10 septembre 1990 portant règlement d'examen du baccalauréat technologique « hôtellerie »

Arrêté du 12 octobre 2007 relatif aux épreuves du baccalauréat technologique ajoute la langue des signes française aux épreuves facultatives des séries STG, ST2S, STI et STL à compter de la session 2009

Arrêté du 2 septembre 2008 relatif aux frais de justice criminelle en matière de médecine légale, de traduction, d'interprétariat et d'administration ad hoc, JORF n° 0212 du 11 septembre 2008, p. 14105, texte n° 5.

Arrêté du 3 février 2010 relatif à la proposition de réalisation d'un frottis cervico-utérin lors du premier examen prénatal

Arrêté du 3 novembre 2014 relatif au cahier des charges national du programme de dépistage de la surdité permanente néonatale

Amendements

Amendement Fabius à la loi n°91-73 du 18 janvier 1991

Circulaires

Circulaire n°93-201 du 25 mars 1993 relative aux modes de communication reconnus dans l'éducation des jeunes sourds

Circulaire n° DHOS/SDE/E1/2005/497 du 4 novembre 2005 concernant l'impact de la loi du 13 août 2004 relative à l'assurance maladie sur la prise en charge des personnes sourdes

Circulaire n° DHOS/E1/2007/163 du 20 avril 2007 relative aux missions, à l'organisation et au fonctionnement des unités d'accueil et de soins des patients sourds en langue des signes

Circulaire du 23 octobre 2017 relative à la mise en œuvre de la politique interministérielle en faveur des personnes handicapées et de leur inclusion.

Guides, plans

Guide de contractualisation des dotations finançant les missions d'intérêt général, Version 1, BO Santé-Protection sociale-Solidarité n°2013/5 du 15 juin 2013

Haute Autorité de Santé, *L'accès aux soins des personnes en situation de handicap*, 22 et 23 octobre 2008

Ministère du travail, des relations sociales, de la famille, de la solidarité et de la ville, *Plan 2010-2012 en faveur des personnes sourdes ou malentendantes*, 10 février 2010

Fiche du ministère de la santé et des solidarités, *Téléconsultation et covid-19 : qui peut pratiquer à distance et comment ? 18 mars 2020 : https://solidarites-sante.gouv.fr/soins-et-maladies/maladies/maladies-infectieuses/coronavirus/professionnels-de-sante/article/teleconsultation-et-covid-19-qui-peut-pratiquer-a-distance-et-comment*

Articles de revues et d'ouvrages collectifs

AMOROS T., BONNEFOND H., MARTINEZ C. et CHARLES R., *Un dispositif ambulatoire pour la santé des sourds en soins primaires,* Cairn.info, 2014, p 205 à 2015

BORGETTO M., *Le « plan pauvreté »*, RDSS 2018. 941

MAZEAUD V., *La constitutionnalisation du droit au respect de la vie privée* in *Les nouveaux cahiers du Conseil constitutionnel* n°48 (Dossier vie privée), juin 2015

PEILLON F., *André Meynard, Soigner la surdité et faire taire les sourds. Essai sur la médicalisation du sourd et de sa parole*, cairn.info, 2011/2 n° 27

Etudes, enquêtes, rapports, guides

Etudes

Les personnes sourdes face aux inégalités d'accès aux soins de santé de qualité, étude réalisée par l'Association socialiste de la Personne Handicapée (Belgique)

Le handicap auditif à partir de l'enquête « Handicap-Santé », Document de travail, série études et recherche n°131, août 2014

Enquêtes

L'accès aux soins des personnes sourdes et malentendantes, Module interprofessionnel de santé public, EHESP, 2011

Rapports

GILLOT D., *Le droit des sourds, 115 propositions,* rapport au premier ministre

Institut national de prévention et d'éducation pour la santé, *Le rapport à la santé des personnes sourdes, malentendantes ou ayant des troubles de l'audition : résultats d'une étude qualitative.*2012

Rapport mondial sur le handicap de l'Organisation mondiale des Nations Unies, 2011

Rapport « Défenseur des droits et les sourds », *État des lieux de l'accessibilité au sein du Défenseur des droits et les Relations avec les sourds sur la question de la discrimination*, mars 2018

BARBARIT S. *Ecologie : le Sénat ne veut pas d'une révision « cosmétique » de la Constitution*, Public Sénat, 30 juin 2020 : https://www.publicsenat.fr/article/parlementaire/ecologie-le-senat-ne-veut-pas-d-une-revision-cosmetique-de-la-constitution

BEGUIN F. *« On a frôlé la catastrophe sanitaire » : les services pédiatriques d'Île-de-France au bord de la rupture,* Le monde, 12 décembre 2019. www.lemonde.fr/societe/article/2019/12/12/les-services-pediatriques-sous-pression-en-ile-de-france_6022560_3224.htlm

BOUTEILLE C. *Valenciennes : la bataille d'une ex-Miss France sourde, contaminée et privée de lecture sur les lèvres*, La voix du Nord, 31/03/20 https://www.lavoixdunord.fr/733909/article/2020-03-31/valenciennes-la-bataille-d-une-patiente-sourde-privee-de-lecture-sur-les-levres

DELMAS M. 3/04/20, *Une étudiante de 21 ans a mis au point un masque transparent pour les personnes sourdes,* Creapills (https://creapills.com/masque-sourds-coronavirus-ashley-lawrence-20200403?fbclid=IwAR2VNZrXghS_aPEja5rH-LVaExYET9HAcmDmLTkp66i56wDCFt6U8m-LMco)

DOMENECH C. *Les masques transparents arrivent !* Le Capital. 23 juillet 2020.

GROS M-J. *Les Prud'hommes de Paris font la sourde oreille*, Libération, 14/01/2004

K.F. *Sourde et contaminée par le virus, l'appel de Marianne sur les réseaux sociaux,* Rtbf.be, 21 mars 2020

LUCAS E. *Julien Denormandie fait resurgir le débat sur le mot « race » dans la Constitution*, La croix, 14 juin 2020 : https://www.la-croix.com/France/Politique/Julien-Denormandie-fait-resurgir-debat-mot-race-Constitution-2020-06-14-1201099688

PERON I. *« Les masques, c'est ma hantise » : le désarroi des sourds et malentendants face au coronavirus.* Le Parisien, 10 avril 2020 (http://www.leparisien.fr/societe/les-masques-c-est-ma-hantise-le-desarroi-des-sourds-et-malentendants-face-au-coronavirus-03-04-2020-8293356.php)

POMMIER H. *Les sourds et malentendants ont manifesté devant le CHU de Limoges*, 15/12/2016, Journal le populaire du centre

POUPEAU T. *Une habitante d'Aulnay alerte sur l'effet pervers des masques pour les sourds et malentendants*, Le parisien, 8 mai 2020.

RALDES A. *Opéré par erreur d'un œil en raison de sa surdité, un octogénaire demande une expertise judiciaire,* Europe 1, juin 2016 : https://www.europe1.fr/societe/opere-par-erreur-dun-oeil-en-raison-de-sa-surdite-un-octogenaire-demande-une-expertise-judiciaire-2779801

Mémoires et thèses

DEFORE A., *Évaluation de la mise en place de deux actions pour favoriser l'accessibilité aux soins des patientes enceintes sourdes signantes à l'hôpital Couple Enfant du CHU de Grenoble. Gynécologie et obstétrique.* 2011. Dumas-00617570

LABBE S., *Surdité et maternité : pour une prise en charge spécialisée et personnalisée. L'exemple de la consultation et de l'accompagnement « Parentalité et handicap » à l'Institut Mutualiste Montsouris*, présenté et soutenu publiquement le 15 juin 2017 à Rouen

RUBAT DU MERAC F., *Les femmes sourdes et la maternité : du pré au post-partum immédiat de trois femmes sourdes et de « leurs » soignants, constats et propositions. Gynécologie et obstétrique.* 2004. Dumas-00785793

PREGNIARD E., *Le médecin généraliste et le patient sourd. Étude qualitative des représentations des médecins généralistes concernant les patients sourds, à partir d'entretiens semi-dirigés de médecins en région Rhône-Alpes.* Thèse présentée à l'université Claude Bernard Lyon 1 en vue de l'obtention du grade de Docteur en Médecine. Janvier 2015

Conférences et colloques

Sourd et santé - La médiation dans tous ses états, colloque des 24 et 25 juin 2015 organisé par l'unité de soins en langue des signes de l'hôpital la pitié Salpêtrière

Documentaires télévisés

Les patients du silence, Doriane Films, 2005

L'accès aux soins, un droit universel, L'œil et la main, 2019

L'éloquence des sourds, Arte, juin 2018.

Entretiens

Monsieur Bruno Gaurier, Membre du Conseil européen des personnes handicapées pour les questions européennes, *Décembre 2019.*

Monsieur Farbod KHANSARI, Conseiller national des Politiques européennes et internationales à l'APF France handicap, *Janvier 2020*

Madame Carole BRUNEAU, Médecin généraliste de l'unité de soins pour personnes sourdes à l'hôpital public parisien la Pitié Salpêtrière, *janvier 2020*

Madame Mariane DUBOIS, Députée LR du Loiret, *février 2020*

Monsieur Aurélien PRADIE, député LR du lot, à l'occasion d'une table ronde du handicap, *février 2020*

Monsieur Alexis KARACOSTAS, psychiatre pour personnes sourdes retraité, *février 2020*

Madame Catherine REY-QUINIO, Conseillère médicale à l'Agence régionale de santé en faveur des personnes handicapées, *juin 2020*

Monsieur Laurent BONVALLET, juriste au pôle déontologie de la sécurité du Défenseur des droits, *juin 2020.*

Table des matières

Structures éditoriales du groupe L'Harmattan

L'Harmattan Italie
Via degli Artisti, 15
10124 Torino
harmattan.italia@gmail.com

L'Harmattan Hongrie
Kossuth l. u. 14-16.
1053 Budapest
harmattan@harmattan.hu

L'Harmattan Sénégal
10 VDN en face Mermoz
BP 45034 Dakar-Fann
senharmattan@gmail.com

L'Harmattan Cameroun
TSINGA/FECAFOOT
BP 11486 Yaoundé
inkoukam@gmail.com

L'Harmattan Burkina Faso
Achille Somé – tengnule@hotmail.fr

L'Harmattan Guinée
Almamya, rue KA 028 OKB Agency
BP 3470 Conakry
harmattanguinee@yahoo.fr

L'Harmattan RDC
185, avenue Nyangwe
Commune de Lingwala – Kinshasa
matangilamusadila@yahoo.fr

L'Harmattan Congo
67, boulevard Denis-Sassou-N'Guesso
BP 2874 Brazzaville
harmattan.congo@yahoo.fr

L'Harmattan Mali
ACI 2000 - Immeuble Mgr Jean Marie Cisse
Bureau 10
BP 145 Bamako-Mali
mali@harmattan.fr

L'Harmattan Togo
Djidjole – Lomé
Maison Amela
face EPP BATOME
ddamela@aol.com

L'Harmattan Côte d'Ivoire
Résidence Karl – Cité des Arts
Abidjan-Cocody
03 BP 1588 Abidjan
espace_harmattan.ci@hotmail.fr

Nos librairies en France

Librairie internationale
16, rue des Écoles
75005 Paris
librairie.internationale@harmattan.fr
01 40 46 79 11
www.librairieharmattan.com

Librairie des savoirs
21, rue des Écoles
75005 Paris
librairie.sh@harmattan.fr
01 46 34 13 71
www.librairieharmattansh.com

Librairie Le Lucernaire
53, rue Notre-Dame-des-Champs
75006 Paris
librairie@lucernaire.fr
01 42 22 67 13

www.ingramcontent.com/pod-product-compliance
Lightning Source LLC
LaVergne TN
LVHW010921061026
849535LV00007B/2170